Edouard Cornet

**Etude de la dormance tumorale dans les leucémies aiguës myéloïdes**

Edouard Cornet

# Etude de la dormance tumorale dans les leucémies aiguës myéloïdes

## Etude des facteurs impliqués dans la dormance tumorale

Presses Académiques Francophones

**Impressum / Mentions légales**

Bibliografische Information der Deutschen Nationalbibliothek: Die Deutsche Nationalbibliothek verzeichnet diese Publikation in der Deutschen Nationalbibliografie; detaillierte bibliografische Daten sind im Internet über http://dnb.d-nb.de abrufbar.
Alle in diesem Buch genannten Marken und Produktnamen unterliegen warenzeichen-, marken- oder patentrechtlichem Schutz bzw. sind Warenzeichen oder eingetragene Warenzeichen der jeweiligen Inhaber. Die Wiedergabe von Marken, Produktnamen, Gebrauchsnamen, Handelsnamen, Warenbezeichnungen u.s.w. in diesem Werk berechtigt auch ohne besondere Kennzeichnung nicht zu der Annahme, dass solche Namen im Sinne der Warenzeichen- und Markenschutzgesetzgebung als frei zu betrachten wären und daher von jedermann benutzt werden dürften.

Information bibliographique publiée par la Deutsche Nationalbibliothek: La Deutsche Nationalbibliothek inscrit cette publication à la Deutsche Nationalbibliografie; des données bibliographiques détaillées sont disponibles sur internet à l'adresse http://dnb.d-nb.de.
Toutes marques et noms de produits mentionnés dans ce livre demeurent sous la protection des marques, des marques déposées et des brevets, et sont des marques ou des marques déposées de leurs détenteurs respectifs. L'utilisation des marques, noms de produits, noms communs, noms commerciaux, descriptions de produits, etc, même sans qu'ils soient mentionnés de façon particulière dans ce livre ne signifie en aucune façon que ces noms peuvent être utilisés sans restriction à l'égard de la législation pour la protection des marques et des marques déposées et pourraient donc être utilisés par quiconque.

Coverbild / Photo de couverture: www.ingimage.com

Verlag / Editeur:
Presses Académiques Francophones
ist ein Imprint der / est une marque déposée de
OmniScriptum GmbH & Co. KG
Heinrich-Böcking-Str. 6-8, 66121 Saarbrücken, Deutschland / Allemagne
Email: info@presses-academiques.com

Herstellung: siehe letzte Seite /
Impression: voir la dernière page
**ISBN: 978-3-8381-7809-7**

**UNIVERSITE de CAEN**

**FACULTE de MEDECINE**

Année 2009                                            N°

**THESE POUR L'OBTENTION**

**DU GRADE DE DOCTEUR EN MEDECINE**

Présentée et soutenue publiquement le: ....................................................

par

M. Edouard CORNET

Né le 19 janvier 1981 à Rouen

## TITRE DE LA THESE:

Etude de la dormance tumorale dans les leucémies aiguës myéloïdes: caractérisation phénotypique et génotypique des cellules leucémiques et étude des facteurs impliqués dans la dormance tumorale

**Président:**    **Monsieur le Professeur Xavier TROUSSARD**

Membres:    Monsieur le Professeur Bruno QUESNEL (Directeur de thèse)

Monsieur le Professeur Claude PREUDHOMME

Monsieur le Professeur Jean-Louis GERARD

UNIVERSITE DE CAEN
FACULTE DE MEDECINE
**Année Universitaire 2009 - 2010**

**Doyen**
Professeur J.L. GERARD

**Assesseurs**
Professeur D. AGOSTINI
Professeur P. DELAMILLIEURE
Professeur G. DEFER

**Secrétaire Générale**
Madame D. VERROLLES

## PROFESSEURS DES UNIVERSITES - PRATICIENS HOSPITALIERS

| | | |
|---|---|---|
| M. | **AGOSTINI Denis** | Biophysique |
| M. | **ALVES Arnaud** | Chirurgie digestive (niv 7) |
| M. | **BABIN Emmanuel** | O.R.L. |
| M. | **BALEYTE Jean-Marc** | Pédopsychiatrie (CHR – Clémenceau) |
| M. | **BALLET Jean-Jacques (en surnombre)** | Immunologie |
| M. | **BENATEAU Hervé** | Chir. maxillo-faciale et stomato. (niv 14) |
| M. | **BENSADOUN Henri** | Urologie (niv 8) |
| M. | **BOUVARD Gérard** | Biophysique |
| Mme | **BRAZO Perrine** | Psychiatrie d'adultes (Centre Esquirol)- |
| M. | **BROUARD Jacques** | Pédiatrie A ( CHR – Clémenceau) |
| M. | **BUSTANY Pierre** | Pharmacologie |
| Mle | **CHAPON Françoise** | Histologie, Embryologie, (Histologie) |
| M. | **CHARBONNEAU Pierre** | Réanimation médicale (niv 16) |
| Mme | **CHICHE Laurence** | Chirurgie digestive (niv 7) |
| Mme | **COLOTTE Evelyne née EMERY** | Neurochirurgie (niv 12) |
| M. | **COMPERE Jean-François** | Chir. maxillo-faciale et Stomato (niv 14) |
| M. | **COQUEREL Antoine** | Pharmacologie |
| M. | **COURTHEOUX Patrick** | Radiologie et imagerie médicale (niv 1) |
| M. | **DAO Manh Thông** | Hépatologie-Gastro-Entérologie (niv 19) |
| M. | **DEFER Gilles** | Neurologie (niv 13) |
| M. | **DELAMILLIEURE Pascal** | Psychiatrie adultes (Centre Esquirol) |
| M. | **DENISE Pierre** | Physiologie |
| M. | **DERLON Jean-Michel** | Neurochirurgie (niv 12) |
| Mme | **DOLLFUS Sonia** | Psychiatrie d'adultes (Centre Esquirol.) |
| M. | **DREYFUS Michel** | Gynécologie-Obstétrique (CHR) |
| M. | **DU CHEYRON Damien** | Réanimation médicale |
| M. | **DUHAMEL Jean-François (en surnombre)** | Pédiatrie (CHR) |
| M. | **FREYMUTH François(en surnombre)** | Bactériologie, Virologie (CHR) |
| Mme | **GALATEAU Françoise** | Anatomie Pathologique |
| M. | **GERARD Jean-Louis** | Anesthésiologie et réa/chirurgicale (niv 6) |
| M. | **GROLLIER Gilles** | Cardiologie (niv 20) |
| M. | **GUILLOIS Bernard** | Pédiatrie B (CHR) |
| M. | **HAMON Martial** | Cardiologie (niv 20) |
| Mme | **HAMON Michèle** | Radiologie et Imagerie médicale (niv 01) **IRM Niveau -1** |
| M. | **HANOUZ Jean-Luc** | Anesthésiologie et Réa/chirurgicale (niv 6) |
| M. | **HERLICOVIEZ Michel** | Gynécologie et Obstétrique (CHR) |
| M. | **HERON Jean-François** | Cancérologie (C FR. Baclesse) |
| M. | **HULET Christophe** | Chirurgie orthopédique et traumato.(niv 11) |
| M. | **HURAULT de LIGNY Bruno** | Néphrologie (CHR) |
| M. | **ICARD Philippe** | Chirurgie Thoracique et Cardio-Vasc. (niv 9) |

| | | |
|---|---|---|
| M. | **JAUZAC Philippe** | <u>Biochimie</u> |
| Mme | **JOLY-LOBBEDEZ Florence** | Cancérologie (C Fr. Baclesse) |
| Mme | **KOTTLER Marie-Laure** | Dépt. Génétique et reproduction (CHR) |
| M. | **LAUNOY Guy** | Epide.Eco. de la santé et prév (Méd Préventive) Niv 1 |
| M. | **LE COUTOUR Xavier** | Epide.Eco. de la santé et prév(Méd Préventive) niv 1 |
| Mme | **LE MAUFF Brigitte** | Immunologie (CHR Clémenceau) |
| M. | **LECLERCQ Roland** | <u>Microbiologie</u> |
| M. | **LEPORRIER Michel** | Hématologie et transfusion (CHR) |
| M. | **LEROY Dominique** | Dermatologie-Vénéréologie (CHR) |
| M. | **LEROY François** | Rééducation fonctionnelle (niv 1) |
| M. | **LETELLIER Philippe (en surnombre)** | Médecine interne (niveau 18) |
| M. | **LETOURNEUX Marc** | Médecine du Travail (niv 1) |
| M. | **MAIZA Dominique** | Chirurgie vasculaire (niv 9) |
| M. | **MALLET Jean-François** | Chirurgie infantile (niv 10) |
| M. | **MARCELLI Christian** | Rhumatologie (niv 17) |
| M. | **MASSETTI Massimo** | Chirurgie Thoracique et Cardio-Vasc. (niv 9) |
| M. | **MAUREL Jean** | Chirurgie Générale |
| M. | **MAZOYER Bernard** | Radiologie et Imagerie Médicale (I.R.M.) |
| M. | **MILLIEZ Paul** | Cardiologie (niv 20) |
| M. | **MOREAU Sylvain** | Anatomie/ORL (niv 14) |
| M. | **MOURIAUX Frédéric** | Ophtalmologie (niv 15) |
| M. | **NORMAND Hervé** | Physiologie |
| Mme | **PIQUET Marie-Astrid** | Nutrition (niv 19) |
| M. | **RAVASSE Philippe** | Chirurgie Infantile (niv 10) |
| M. | **REIMUND Jean-Marie** | Hépato-Gastroentérologie (Niv.19) |
| M. | **REZNIK Yves** | Endocrinologie (niv 18) |
| M. | **ROUPIE Eric** | DATU ( niv. 01) |
| M. | **ROUSSELOT Pierre (en surnombre)** | <u>Anatomie Pathologique</u> |
| M. | **RYCKELYNCK Jean-Philippe** | Néphrologie(CHR) |
| M. | **SALAME Ephrem** | Chirurgie digestive (niv 7) |
| M. | **SAMAMA Guy** | Chirurgie Générale (niv 8) |
| M. | **SCHMUTZ Gérard (en disponibilité)** | Radiologie et imagerie médicale (niv 1) |
| M. | **TROUSSARD Xavier** | <u>Hématologie</u> |
| Mme | **VABRET Astrid** | Bactériologie - Virologie |
| M. | **VALDAZO André (en surnombre)** | Oto-Rhino-Laryngologie (niv 14) |
| M. | **VERDON Renaud** | Maladies infectieuses (niv 16) |
| M. | **VIADER Fausto** | Neurologie (niv 13) |
| M. | **VIELPEAU Claude** | Chirurgie Orthopédique et Traumato.(niv 11) |
| M. | **VON THEOBALD Peter** | Gynécologie et Obstétrique (CHR) |
| M. | **ZALCMAN Gérard** | Pneumologie (niv 21) |

**<u>PROFESSEUR ASSOCIE</u>**
Mme **SAMUELSON Marianne**          Médecine Générale (Cherbourg)

**<u>PROFESSEUR DES UNIVERSITES DE MEDECINE GENERALE</u>**
M.    **LUET Jacques**

**<u>PROFESSEUR D'UNIVERSITE</u>**
M.    **MELLET Emmanuel**          Cyceron

**<u>PRAG</u>**
Mme LELEU Solveig

## MAITRES DE CONFERENCES DES UNIVERSITES-PRATICIENS HOSPITALIERS

| | | |
|---|---|---|
| M. | **ALLOUCHE Stéphane** | Biochimie et Biologie Moléculaire |
| Mme | **BENHAIM Annie** | Labo Estrogènes et Reproduction  Bat Sc C - UCBN |
| M. | **BIENVENU Boris** | Médecine interne (niv 18) |
| M. | **CATTOIR Vincent** | Bactériologie-Virologie (CHR) |
| Mme | **CLIN-GODARD Bénédicte** | Médecine et santé au travail |
| M. | **CONSTANS Jean-Marc** | Radiologie et Imagerie Médicale (niv 01) |
| M. | **COULBAULT Laurent** | Biochimie et Biologie moléculaire |
| M. | **CREVEUIL Christian** | Informatique Médicale (CHR) |
| Mme | **DEBOUT Claire** | Histologie,embryologie, cytogénétique |
| Mme | **DEBRUYNE Danièle** | Pharmacologie fondamentale |
| Mme | **DENIS Isabelle** | Biologie du Dével/ et de la repro/ (CHR labo F.I.V.) |
| Mme | **DERLON Annie** | Hématologie NIVEAU 03 |
| Mme | **DUHAMEL Chantal** | Parasitologie (Microbiologie) |
| M. | **ETARD Olivier** | Physiologie |
| M. | **GUILLAMO Jean-Sébastien** | Neurologie (niv 13) |
| M. | **LANDEMORE Gérard** | Histologie, embryologie,cytologie |
| Mme | **LAROCHE Dominique** | Biophysique et traitement de l'image |
| Mme | **LECHAPT ép. ZALCMAN Emmanuèle** | Cytologie et Histologie (Anatomie pathologique) |
| Mme | **LELONG-BOULOUARD Véronique** | Pharmacologie |
| Mme | **LEPORRIER Nathalie** | Génétique Histologie |
| M. | **MITTRE Hervé** | Départ. Géné. et Repro. (CHR) |
| M. | **PARIENTI Jean-Jacques** | Biostatistiques, Unité de recherche p 520 (niv 3)152-53 |
| M. | **SESBOUE Bruno** | Physiologie |
| Mme | **SZERMAN-POISSON Ethel** | Biologie du dével./et de la reproduction (Biochimie) |
| M. | **TRAVERT Georges** | Biophysique et traitement de l'image |
| M. | **VERGNAUD Michel** | Bactériologie, Virologie (Microbiologie) |
| Mlle | **VERNEUIL Laurence** | Dermatologie (CHR Clémenceau) |

### Maître de Conférence Associé

| | | |
|---|---|---|
| Mme | **AULANIER Sylvie** | Médecine générale (Le Havre) |

A mon Président de thèse,


Monsieur le Professeur Xavier TROUSSARD

Professeur d'Hématologie à la Faculté de Médecine de Caen

Chef de service du Laboratoire d'Hématologie du Centre Hospitalier Universitaire de Caen


Vous me faites l'honneur de présider cette thèse.

Veuillez trouver ici l'expression de toute ma gratitude et de mon profond respect.

A mes Juges,

Monsieur le Professeur Claude PREUDHOMME

Professeur d'Hématologie à la Faculté de Médecine de Lille

Chef de service du Laboratoire d'Hématologie du Centre de Biologie et de Pathologie du Centre Hospitalier Régional et Universitaire de Lille

Vous me faites le plaisir de faire partie de mon jury.

Soyez assuré de mes sincères remerciements et de ma profonde reconnaissance.

Monsieur le Professeur Jean-Louis GERARD

Professeur d'Anesthésiologie-Réanimation Chirurgicale à la Faculté de Médecine de Caen

Chef du département d'Anesthésie-Réanimation Chirurgicale - SAMU du Centre Hospitalier Universitaire de Caen

Doyen de la faculté de Médecine de Caen

Vous me faites l'honneur de juger cette thèse.

Veuillez trouver ici mes sincères et respectueux remerciements.

A mon Directeur de thèse,


Monsieur le Professeur Bruno QUESNEL

Professeur d'Hématologie à la Faculté de Médecine de Lille

Praticien hospitalier du Service des Maladies du Sang du Centre Hospitalier Régional et Universitaire de Lille

Directeur de l'Equipe 3 « Facteurs de persistance des cellules leucémiques » de l'unité Inserm U837 à l'Institut pour la Recherche sur le Cancer de Lille (IRCL)


Votre disponibilité, votre compétence et vos qualités humaines m'ont beaucoup aidé dans la conception de ce travail.

Je vous remercie de m'avoir guidé avec compréhension et gentillesse.

Soyez assuré de ma profonde reconnaissance.

Je dédie cette thèse :


A ma famille,

Pour m'avoir donné les moyens de réussir,

Pour m'avoir encouragé et soutenu tout au long de mes études,

Puisse ce travail vous exprimer ma profonde reconnaissance.


A mes amis Rouennais, Caennais et Lillois.


A Victoria et Marie-Alice.

Je tiens à remercier :

**A Caen, au sein du laboratoire d'hématologie du CHU de Caen :**

L'ensemble des techniciens pour m'avoir accueilli et soutenu ;

Le Docteur Véronique Salaün, pour m'avoir transmis ses connaissances théoriques et pratiques en cytométrie en flux ;

Le Docteur Michèle Malet, pour m'avoir formé en cytologie ;

Les Docteurs Annie Borel-Derlon, Agnès Le Querrec, Philippe Gautier et Florence Truquet, pour leur gentillesse et leur soutien ;

Le Professeur Xavier Troussard pour m'avoir guidé et conseillé durant mon internat.

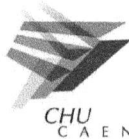

CHU
C A E N

**A Lille, au sein du Centre de Biologie Pathologie du CHU de Lille :**

L'ensemble des techniciens des secteurs de cytogénétique moléculaire, de biologie moléculaire et plus particulièrement de cytométrie en flux (Jérôme Amice, Marie-Hélène Copin, Laetitia Dessauvages, Corinne Fougere et Lucille Tassart) ;

Les Docteurs Pascale Lepelley (secteur de cytométrie en flux), Valérie Soenen-Cornu et Olivier Nibourel (secteur de FISH), et Aline Renneville (secteur de biologie moléculaire) ;

Le Docteur Christophe Roumier, pour sa disponibilité et son aide apportée dans l'interprétation des résultats ;

Le Professeur Claude Preudhomme pour son accueil au sein de son équipe et pour m'avoir donné les moyens techniques nécessaires à l'élaboration de ce projet.

Centre Hospitalier Régional
Universitaire de Lille

**A Lille, au sein de l'Institut pour la Recherche sur le Cancer de Lille (IRCL) :**

Le Professeur Bruno Quesnel pour m'avoir accueilli au sein de son équipe et guidé tout au long de ce travail ;

L'ensemble du personnel et en particulier Micheline Magdelon, Nathalie Jouy (plateforme de cytométrie en flux, IFR114), Sandrine Geffroy, Céline Villenet et Sabine Quief (plateforme de Biopuces) ;

L'ensemble des chercheurs de l'équipe 3.

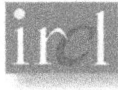

Les cliniciens du service des Maladies du Sang du CHU de Lille, et en particulier le Docteur Céline Berthon.

Jacques Trauet, technicien au laboratoire d'immunologie du CHU de Lille, pour son aide technique précieuse et sa disponibilité.

Travail réalisé grâce au soutien de l'**Institut National du Cancer (INCa)** :

Appel à projets 2008 : « Soutien à la formation à la recherche translationnelle en cancérologie d'étudiants en médecine et de jeunes médecins ».

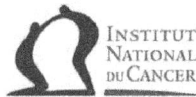

INSTITUT
NATIONAL
du CANCER

# Liste des abréviations

ALFA : Acute Leukemia French Association

AML1 : Acute Myeloid Leukemia 1 (appelé aussi RUNX1)

BFU-E : Burst Forming Unit - Erythroid

CBF : Core Binding Factor

CD : cluster de différenciation

CEBPA : CCAAT/enhancer binding protein (C/EBP), alpha

CFU-E : Colony Forming Unit - Erythroid

CFU-G : Colony Forming Unit - Granulocytes

CFU-GEMM : Colony Forming Unit - Granulocytes, Eryhtroid, Monocytes and Megaka-ryocytes

CFU-GM : Colony Forming Unit - Granulocytes and Monocytes

CFU-M : Colony Forming Unit - Monocytes

CGH : Comparative Genomic Hybridization

CIL : Cellule Initiatrice de Leucémie

CLP : Common Lymphoid Progenitor

CMF : Cytométrie en Flux

CMP : Common Myeloid Progenitor

CSH : Cellule Souche Hématopoïétique

CSL : Cellule Souche Leucémique

CTLs : Cytotoxic T Lymphocytes (Lymphocytes T cytotoxiques)

FACS : Fluorescence-Activated Cell Sorting

FCH : Facteur de Croissance Hématopoïétique

FISH : Fluorescent In Situ Hybridization

FSC : Forward Scatter (taille des cellules analysées en cytométrie en flux)

GMP : Granulocyte/Monocyte Progenitor

GOELAMS : Groupe Ouest Est d'Etude des Leucémies et Autres Maladies du Sang

LAIP : Leukemia-associated Aberrant ImmunoPhenotype

LAM : Leucémie Aiguë Myéloïde

LMPP : Lymphoid MultiPotential Progenitor

LT-HSC : Long-Term Hematopoietic Stem Cell

Ly : Lymphocytes T témoins

MRD : Minimal Residual Disease (maladie résiduelle)

NCBI : National Center for Biotechnology Information

NPM1 : Nucléophosmine

OMS : Organisation Mondiale de la Santé

RC : Rémission Complète

RQ-PCR : Realtime Quantitative Polymerase Chain Reaction

SSC : Side Scatter (granulosité des cellules analysées en cytométrie en flux)

ST-HSC : Short-Term Hematopoietic Stem Cell

STIC : Soutien aux Technologies Innovantes et Coûteuses

TNF-$\alpha$ : Tumor Necrosis Factor $\alpha$

UPN : Unique Patient Number

WGA : Whole Genome Amplification (Amplification pangénomique)

# Table des matières

# Table des figures

# Liste des tableaux

# Introduction

Les leucémies constituent un ensemble de cancers affectant les cellules sanguines. La première description de cette hémopathie date de 1847 par un médecin histologiste allemand, Rudolf Virchow. Le terme de « leucémie » a été introduit du fait de l'aspect blanchâtre du sang des malades et regroupait à l'époque l'ensemble des leucémies. En effet, on distingue aujourd'hui de nombreux types de leucémies, aiguë ou chronique, lymphoïde ou myéloïde. Chaque type de leucémie nécessite un traitement particulier. Avec plus de 3000 nouveaux cas par an en France, les leucémies aiguës représentent environ 1% des cancers incidents et se situent en fréquence aux 17 et 18ème rangs pour les femmes et les hommes respectivement, selon les derniers résultats du réseau FRANCIM (FRANce Cancer Incidence et Mortalité).

Les progrès scientifiques dans le domaine des leucémies ne cessent de croître et permettent une approche de plus en plus précise de ces pathologies, aussi bien sur le plan diagnostique que pronostique et thérapeutique. En effet, les progrès thérapeutiques sont liés en grande partie à une meilleure évaluation de l'efficacité du traitement, basée sur l'évaluation de la maladie résiduelle. Par ailleurs, la compréhension des mécanismes de leucémogénèse s'est améliorée bien que les processus fondamentaux précis restent encore à découvrir. Basés à la fois sur l'amélioration des techniques diagnostiques et sur une connaissance plus précise de la physiopathologie de ces maladies, les nouveaux protocoles thérapeutiques ont considérablement augmenté les taux de survie des malades, proches de zéro dans les années soixante et atteignant près de 40% aujourd'hui.

Le développement technologique de la cytométrie en flux a permis ces dix dernières années de mieux appréhender les leucémies aiguës. Utilisée en routine, cette technique permet d'affiner le diagnostic et représente vraissemblablement un outil prometteur dans le suivi de la maladie résiduelle. De plus, avec les capacités croissantes des cytomètres en flux, il est désormais possible de caractériser de plus en plus précisément le phénotype immunologique des cellules leucémiques, permettant à terme de mieux comprendre les processus cellulaires à l'origine de la leucémie.

Lors du diagnostic de leucémie aiguë myéloïde (LAM), la population de cellules leucémiques n'est pas homogène mais présente des variations phénotypiques permettant de définir des sous-populations. Ces sous-populations peuvent alors évoluer et réagir différemment vis à vis de l'hôte et/ou du traitement. Ces variations phénotypiques, observées en cytométrie en flux sur les cellules de LAM au moment du diagnostic, permettent de définir des combinaisons de marqueurs de surface spécifiques des cellules leucémiques, les LAIP (Leukemia-associated Aberrant ImmunoPhenotype). Ceux-ci vont permettre de détecter la maladie résiduelle sur la moelle osseuse des patients en rémission complète. Ces techniques, développées initialement pour quantifier la maladie résiduelle chez des patients dépourvus de marqueurs moléculaires informatifs, sont maintenant utilisées en quasi-routine dans le suivi des leucémies aiguës lymphoïdes. Les résultats montrent que certains patients présentent plusieurs LAIP au diagnostic, mais qu'en situation de maladie résiduelle, seuls deux ou trois restent détectables. Cette détection en cytométrie en flux de cellules leucémiques résiduelles offre l'opportunité d'isoler des cellules tumorales dormantes humaines. En effet, l'isolement de cellules dormantes dans d'autres pathologies néoplasiques se révèle extrêmement difficile, du fait de leur rareté, de l'absence de marqueurs, ou de l'inaccessibilité des sites anatomiques. L'étude des LAM pourrait ainsi constituer un premier modèle d'étude clinique de la dormance tumorale humaine.

Nous commencerons par aborder les connaissances actuelles sur l'hématopoïèse, afin de mieux comprendre les processus de leucémogénèse. Nous aborderons ensuite les méthodes diagnostiques à disposition de l'hématologue clinicien ou biologiste, pour prendre en charge un patient atteint de leucémie aiguë myéloblastique. Nous nous arrêterons ensuite plus longuement sur la surveillance de la maladie résiduelle, en particulier sur les méthodes de cytométrie en flux. Enfin, nous terminerons sur une étude de l'hétérogénéité des cellules leucémiques, menée au sein de l'Institut pour la Recherche sur le Cancer de Lille, dont le but est d'individualiser et de caractériser les différentes sous-populations blastiques et de déterminer leur profil phénotypique et génotypique (variations génomiques et/ou fonctionnelles) et leur implication dans le phénomène de dormance tumorale.

# Généralités

## Introduction

La leucémie aiguë myéloïde (LAM) est une hémopathie maligne caractérisée par une prolifération clonale de progéniteurs hématopoïétiques (blastes) de lignage myéloïde. Ces cellules ont perdu leur capacité normale de différenciation et leur prolifération est anarchique, ne répondant plus aux mécanismes régulateurs physiologiques. Cette prolifération maligne de cellules immatures aboutit généralement, en l'absence de traitement, à des hémorragies, des infections et à une infiltration tissulaire diffuse menant au décès des malades, et ce dans un délai rapide sans traitement (moins d'un an).

## Epidémiologie et étiologie

Dans le monde, l'incidence globale des leucémies aiguës est d'environ 4 cas par an pour 100 000 habitants, 70% des cas étant des leucémies aiguës myéloïdes. En France, les LAM représentent 80% des leucémies aiguës (LA) de l'adulte et 20% des LA de l'enfant. Avec plus de 3000 nouveaux cas par an, les leucémies aiguës représentent près de 1% de l'ensemble des nouveaux cas de cancers en France. Les LAM peuvent survenir à tout âge, mais leur incidence augmente après quarante ans. Ainsi, l'incidence des LAM en France présente un premier pic aux alentours de 50-60 ans et un deuxième à 70-80 ans[2]. L'incidence augmente avec l'âge et atteint 10 cas par an pour 100 000 habitants chez les individus de 60 ans et plus. Le sex ratio est de 1 :1 pour les LAM[3].

L'origine des LAM reste encore mal connue. Seuls des facteurs prédisposants ont été identifiés. Ce sont des facteurs généralement génétiques, qu'ils soient constitutionnels (trisomie 21, maladie de Fanconi, ataxie-télangiectasie) ou acquis (irradiations, exposition aux dérivés du benzène, traitement par agents alkylants). Ils sont à l'origine d'altérations génétiques impliquant les gènes contrôlant la prolifération et la différenciation cellulaires. De plus, certaines hémopathies clonales, comme les syndromes myélodysplasiques, l'hémoglobinurie paroxystique nocturne ou les syndromes myéloprolifératifs, dont la leucémie myéloïde chronique, évoluent naturellement vers une leucémie aiguë myéloïde.

# Physiopathologie

## Hématopoïèse normale

Les cellules sanguines sont majoritairement des cellules très différenciées qui possèdent une activité restreinte de synthèse protéique et de division cellulaire. Leur durée de vie est très différente (quelques heures pour les polynucléaires, quelques jours pour les plaquettes, quelques semaines pour les hématies) mais leur nombre reste stable tout au long de la vie de l'adulte grâce à un système de production bien régulé : l'hématopoïèse.

Ce système hématopoïétique a une capacité de production cellulaire très importante (environ $10^{13}$ cellules sanguines par jour) à partir d'une population minoritaire en nombre de cellules de la mœlle osseuse appelées cellules souches hématopoïétiques (CSH). Ce système repose sur un ensemble de mécanismes comprenant :
- un micro-environnement spécifique appelé niche hématopoïétique ;
- des mécanismes d'auto-renouvellement des cellules souches ;
- des mécanismes moléculaires induisant la prolifération et/ou la survie des progéniteurs (facteurs de croissance et leurs récepteurs) ;
- une capacité de différenciation responsable de la production de cellules sanguines matures possédant chacune leur fonction propre.

### Hématopoïèse primitive et hématopoïèse définitive

L'hématopoïèse primitive débute au $19^{ème}$ jour de la vie embryonnaire et se poursuit jusqu'à la fin de la $8^{ème}$ semaine. Elle est d'abord mésodermique, mais dès que les cellules hématopoïétiques primitives sont générées, elles migrent rapidement dans le foie fœtal puis dans la rate. Vers le $4^{ème}$ mois, elles commencent à coloniser la mœlle osseuse qui sera le site exclusif et définitif de l'hématopoïèse.

### Les compartiments cellulaires de l'hématopoïèse

Plusieurs modèles s'affrontent et se rejoignent pour décrire les différents compartiments cellulaires de l'hématopoïèse. Le modèle décrit dans ce chapitre est celui de Weissman (*Fig.* 1)[1]. Les CSH possèdent deux caractéristiques fondamentales. D'une part, elles ont la capacité de se différencier sous l'influence de facteurs de croissance, afin de s'engager de façon irréversible vers une ou plusieurs lignées. D'autre part, elles possèdent la capacité d'auto-renouvellement, permettant de maintenir intact le pool de CSH. Cette capacité à conserver l'activité d'auto-renouvellement, même après congélation à -194°C, a permis d'exploiter ces cellules souches d'un point de vue thérapeutique dans les autogreffes de mœlle osseuse. Tout au long de l'hématopoïèse, plus une cellule se différencie, plus elle perd sa capacité d'auto-renouvellement.

**Les cellules souches hématopoïétiques (CSH) pluripotentes.** Tout d'abord, ces cellules souches hématopoïétiques (CSH) dérivant du mésoderme représentent une population infime dans la mœlle osseuse (0,01 à 0,05% des cellules médullaires). Elles ne sont pas identifiables morphologiquement et sont, pour la plupart, quiescentes, c'est à dire en phase G0 du cycle cellulaire. Cependant, des marqueurs immunophénotypiques, exprimés à leur surface membranaire, permettent de les identifier et d'individualiser deux catégories de cellules : des CSH capables de reconstituer une mœlle osseuse à long terme, appelées LT-HSC (long-term hematopoietic stem cells) et des CSH capables de reconstituer une mœlle osseuse à court terme, appelées ST-HSC (short-term hematopoietic stem cells). Ainsi, les premières CSH sont les LT-HSC définies immunophénotypiquement comme étant des cellules $CD34^+$ $CD133^+$ $Thy1^{low}$ $SCA1^+$ $KIT^+$ $FLT3^{low}$ $IL-7R\alpha^-$ et sans marqueur membranaire de lignée ($LIN^-$). Cette sous-population de CSH est la seule possédant un potentiel d'auto-renouvellement à très long terme et de différenciation multilignée[4, 5, 6, 1]. Ces LT-HSC donnent naissance aux ST-HSC ($CD34^+$ $LIN^-$ $IL-7R\alpha^-$ $SCA1^+$ $KIT^+$ $FLT3^{low}$ $Thy1^{low}$), qui conservent une capacité de différenciation multilignée mais qui ont perdu une partie de leur potentiel d'auto-renouvellement[7, 1].

**Les progéniteurs.** Ils proviennent de la différenciation irréversible des CSH. Les ST-HSC donnent naissance à deux types de progéniteurs. Les premiers, les LMPP (Lymphoid MultiPotential Progenitors ; $CD34^+$ $LIN^-$ $IL-7R\alpha^-$ $SCA1^+$ $KIT^+$ $FLT3^{low-high}$ $Thy1^-$) ont perdu complètement la capacité d'auto-renouvellement mais conservent une forte capacité de différenciation vers l'ensemble des cellules sanguines, à l'exception de la lignée mégacaryocytaire[1]. Les seconds, les CMP (Common Myeloid Progenitors ; $CD34^+$ $LIN^-$ $IL-7R\alpha^-$ $SCA1^-$ $KIT^+$ $Fc\gamma RII^-$ $Fc\gamma RIII^-$) sont capables de se différencier pour donner l'ensemble des cellules myéloïdes, y compris la lignée mégacaryocytaire, mais sont incapables de donner naissance à des cellules lymphoïdes[8]. Les CMP correspondent aux progéniteurs multilignés, nommés en culture cellulaire CFU-GEMM (Colony Forming Unit - Granulocyte Erythroid Monocyte Megacaryocyte). Les cellules lymphoïdes B et T dérivent donc, quant à elles, des LMPP à partir d'un progéniteur commun, le CLP (Common Lymphoid Progenitor ; $CD34^+$ $LIN^-$ $IL-7R\alpha^+$ $SCA1^{low}$ $KIT^{low}$)[8].

Les CMP (CFU-GEMM en culture) donnent ensuite naissance à deux types de progéniteurs restreints ou différenciés. Les premiers sont les GMP (Granulocyte Myeloid Progeniteur ; $CD34^+$ $LIN^-$ $SCA1^-$ $KIT^+$ $Fc\gamma RII^+$ $Fc\gamma RIII^+$ $IL-5R^-$ $\beta7^-$), à l'origine de tous les granulocytes et monocytes/macrophages, nommés en culture CFU-GM (CFU - Granulocyte Monocyte). A noter que les GMP pourraient également être issus des LMPP. Les seconds sont les MEP (Megacaryocyte Erythroid Progenitors ; $CD34^-$ $LIN^-$ $SCA1^-$ $KIT^+$ $Fc\gamma RII^-$ $Fc\gamma RIII^-$), à l'origine des lignées mégacaryocytaire et érythroïde, les équivalents en culture cellulaire étant respectivement les CFU-Mk (CFU-Megacaryocyte) et les BFU-E

(Burst Forming Unit - Erythroid).

Enfin, les progéniteurs granulocytaires les plus différenciés naissent des GMP. On retrouve, parmi eux, les progéniteurs neutrophiles (NeuP pour Neutrophil Progenitor), identifiables en culture cellulaire et nommés CFU-G (CFU - Granulocyte), les progéniteurs monocytaires (MonoP pour Monocyte Progenitor), CFU-M (CFU - Monocyte) en culture, les progéniteurs éosinophiles (EoP pour Eosinophil Progenitor ; $CD34^+$ $LIN^-$ $SCA1^-$ $KIT^{low}$ $Fc\gamma RII^+$ $Fc\gamma RIII^+$ $IL\text{-}5R^+$), les progéniteurs communs basophiles-mastocytaires, BMCP (Basophil Mast Cell Progenitor ; $CD34^+LIN^-$ $SCA1^-$ $KIT^{high}$ $Fc\gamma RII^+$ $Fc\gamma RIII^+$ $ß7^{high}$) qui, eux-même, donnent naissance aux progéniteurs basophiles (BaP pour Basophil Progenitor ; $CD34^+LIN^-$ $SCA1^-$ $KIT^-$ $Fc\gamma RI^{high}$ $Fc\gamma RII^+$ $Fc\gamma RIII^+$ $ß7^{low}$) et aux progéniteurs mastocytaires (MCP pour Mast Cell Progenitor ; $CD34^+LIN^-$ $SCA1^-$ $KIT^+$ $Fc\gamma RI^{low}$ $ß7^{high}$)[9, 10].

Ainsi, les progéniteurs, non identifiables morphologiquement, possèdent des caractéristiques différentes de culture *in vitro* (vitesse de pousse, taille, aspect, couleur des colonies formées) permettant d'identifier les progéniteurs les moins différenciés (pousse plus longue, colonies plus grosses et hétérogènes) des progéniteurs plus différenciés (pousse rapide, colonies plus petites et homogènes).

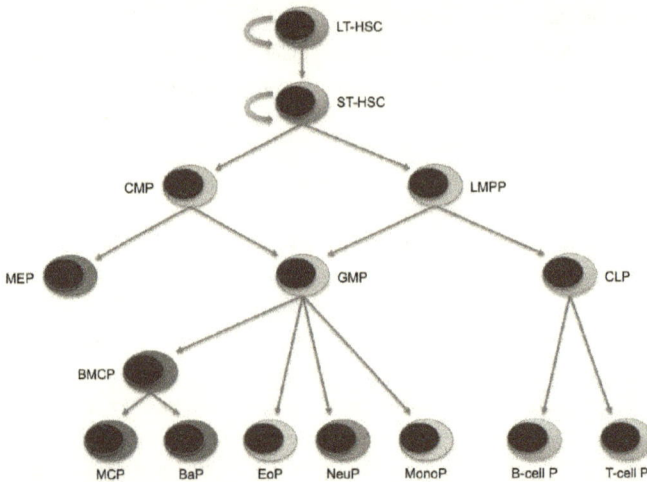

FIGURE 1: Modèle d'hématopoïèse selon Weissman et al[1]

LT-HSC : Long-Term Hematopoietic Stem Cell; ST-HSC : Short-Term Hematopoietic Stem Cell; LMPP :
Lymphoid MultiPotential Progenitor; CMP : Common Myeloid Progenitor; CLP : Common Lymphoid
Progenitor; GMP : Granulocyte/Monocyte Progenitor; BMCP : Basophil Mast Cell Progenitor; MCP :
Mast Cell Progenitor; BaP : Basophil Progenitor; NeuP : Neutrophil Progenitor; MonoP : Monocyte
Progenitor; EoP : Eosinophil Progenitor; B-cell P : B-cell Progenitor; T-cell P : T-cell Progenitor.

Ce modèle d'hématopoïèse proposé par Weissman *et al* illustre les différentes étapes cellulaires nécessaires
à la formation de l'ensemble des cellules matures du système hématopoïétique.

Les cellules souches hématopoïétiques (LT-HSC et ST-HSC) possèdent la propriété d'auto-renouvellement
(flèche bleue courbée). A partir des ST-HSC, et à chaque niveau, les cellules peuvent s'engager vers
au moins 2 voies de différenciation possibles. Très rapidement, les cellules perdent leur capacité d'auto-
renouvellement. Plus les cellules se différencient, moins elles prolifèrent.

**Les précurseurs.** Ce sont les premières cellules morphologiquement identifiables de chaque
lignée. On décrit alors les myéloblastes qui formeront les polynucléaires, les proérythro-
blastes desquels découlent les érythrocytes ou hématies, les mégacaryoblastes donnant les
plaquettes, les lymphoblastes qui formeront les lymphocytes et les monoblastes qui donne-
ront les monocytes.

Les précurseurs hématopoïétiques ont perdu toute activité d'auto-renouvellement et leur
seul dessein est la multiplication et la maturation cellulaire. Il existe des critères communs
de différenciation, comme une diminution de taille cellulaire et de rapport nucléocytoplasmique, une condensation chromatinienne, et des critères spécifiques propres à chaque lignée
tels que l'expulsion finale du noyau pour les érythroblastes, polylobulation et apparition
de granulations spécifiques pour la lignée granuleuse.

**Les cellules matures.** Une fois les cellules ayant atteint leur stade de maturation le plus complet, elles peuvent quitter la le hématopoïétique pour migrer dans le sang et les différents tissus dans lesquels elles pourront accomplir leurs fonctions respectives.

Les cellules matures, comme les précurseurs, sont non seulement identifiables par leur morphologie caractéristique mais également par leur immunophénotype, qui évolue en fonction du stade de maturation plus ou moins avancé (*Fig.* 2 et 3).

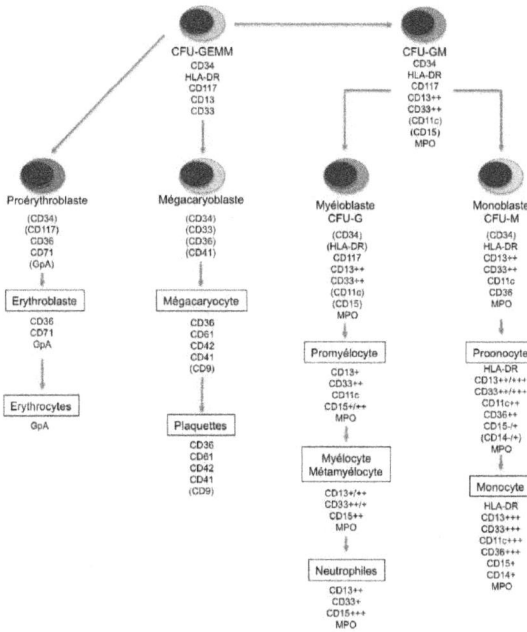

CFU-GEMM
CD34
HLA-DR
CD117
CD13
CD33

CFU-GM
CD34
HLA-DR
CD117
CD13++
CD33++
(CD11c)
(CD15)
MPO

Proérythroblaste
(CD34)
(CD117)
CD36
CD71
(GpA)

Mégacaryoblaste
(CD34)
(CD33)
(CD36)
(CD41)

Myéloblaste
CFU-G
(CD34)
(HLA-DR)
CD117
CD13++
CD33++
(CD11c)
(CD15)
MPO

Monoblaste
CFU-M
(CD34)
HLA-DR
CD13++
CD33++
CD11c
CD36
MPO

Erythroblaste
CD36
CD71
GpA

Mégacaryocyte
CD36
CD61
CD42
CD41
(CD9)

Promyélocyte
CD13+
CD33++
CD11c
CD15+/++
MPO

Proonocyte
HLA-DR
CD13+/+++
CD33+/+++
CD11c++
CD36++
CD15-/+
(CD14-/+)
MPO

Erythrocytes
GpA

Plaquettes
CD36
CD61
CD42
CD41
(CD9)

Myélocyte
Métamyélocyte
CD13+/++
CD33++/+
CD15++
MPO

Monocyte
HLA-DR
CD13+++
CD33+++
CD11c+++
CD36+++
CD15+
CD14+
MPO

Neutrophiles
CD13++
CD33+
CD15+++
MPO

FIGURE 2: Immunophénotype des cellules hématopoïétiques à partir du progéniteur commun myéloïde (CMP) identifié en culture cellulaire comme CFU-GEMM

CD : Cluster de différenciation ; MPO : Myélopéroxydase ; GpA : Glycophorine A (CD235a) ; () : faible niveau d'expression ; +++ : très fort niveau d'expression.

Les marqueurs d'immaturité (CD34, HLA-DR) disparaissent très rapidement avec la maturation des cellules. Les marqueurs myéloïdes communs (CD13, CD33 et CD117 pour les cellules les plus immatures) ont un niveau d'expression variable d'un type cellulaire à l'autre. Apparaissent ensuite des marqueurs myéloïdes propres à chacune des voies de différenciation myéloïde possibles tels que le CD15 pour les granuleux, le CD14 pour les cellules monocytaires, les marqueurs CD41, CD42 et CD61 pour les plaquettes, et enfin la Glycophorine A (GpA) pour les cellules érythrocytaires.

8

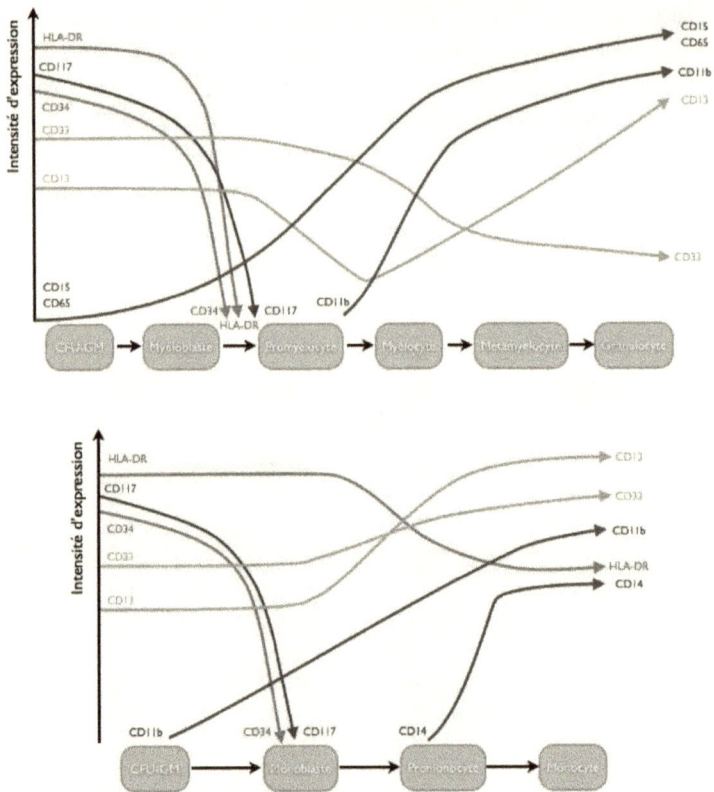

FIGURE 3: Evolution relative des marqueurs de différenciation granulocytaire et monocytaire

Ces deux représentations graphiques montrent les différentes co-expressions de marqueurs membranaires possibles dans une cellule granulocytaire (en haut) et monocytaire (en bas) normales. Par exemple, pour une cellule granulocytaire normale, on n'observe pas ou très peu de co-expression de marqueurs d'immaturité (CD34) avec des marqueurs de maturité granulocytaire (CD15 et CD65). De la même façon, pour une cellule monocytaire normale, on n'observe pas de co-expression du CD34 (marqueur d'immaturité) avec des marqueurs de maturité monocytaire tel que le CD14.

### Régulation de l'hématopoïèse

Les processus de régulation de l'hématopoïèse permettent de contrôler la production des éléments figurés du sang. Ces processus contrôlent à la fois la quantité relative de chaque type cellulaire mais également le moment de leur production, en réponse à un stimulus par exemple. L'avènement des techniques de culture *in vitro* a permis ces dernières années d'appréhender de manière de plus en plus précise ces processus régulateurs. Bien que les interactions entre les cellules hématopoïétiques et la niche hématopoïétique soient loin d'être entièrement connues, on sait que les cellules stromales (fibroblastes, adipocytes et cellules endothéliales) produisent de nombreuses molécules nécessaires au développement des cellules hématopoïétiques.

Au cours de l'hématopoïèse, les cellules hématopoïétiques s'orientent vers l'une ou l'autre des voies de différenciation possibles en fonction de facteurs extrinsèques provenant de leur environnement, et également en fonction de facteurs intrinsèques, cellulaires. Deux modèles ont été proposés pour expliquer l'engagement d'une cellule vers une voie de différenciation plutôt qu'une autre. Tout d'abord, le modèle déterministe, ou instructif, propose que les cellules s'engageraient dans une voie en réponse à des facteurs extracellulaires spécifiques. Les récepteurs cellulaires ainsi activés induiraient des modifications fonctionnelles spécifiques, conduisant à une différenciation cellulaire irréversible[11, 12, 13]. Le second modèle, le modèle stochastique ou probabiliste propose que les modifications intracellulaires surviendraient de manière aléatoire et alternative, et seraient non influencées par l'environnement cellulaire. Les facteurs extracellulaires joueraient seulement un rôle dans la survie ou la prolifération ultérieure des cellules ainsi engagées[14, 15, 16]. Ce modèle est également appelé le modèle permissif. Actuellement, personne n'est capable d'affirmer quel est le meilleur modèle pour expliquer l'engagement d'une cellule vers une voie de différenciation plutôt qu'une autre. Très récemment, Rieger *et al* ont rapporté une expérience permettant de déterminer si la stimulation de progéniteurs granulo-monocytaires (GMP) par soit un facteur de croissance purement granulocytaire (G-CSF) soit un facteur purement monocytaire (M-CSF) pouvait déterminer respectivement la nature granulocytaire ou monocytaire de la différenciation[13]. En utilisant des techniques innovantes d'imagerie cellulaire à la recherche de signe de mort cellulaire, considérée comme le reflet d'une régulation permissive, les auteurs montrent que des GMP stimulés uniquement par du G-CSF s'orientent exclusivement vers la voie granulocytaire alors que ceux stimulés par du M-CSF s'orientent exclusivement vers la voie monocytaire. Ainsi, ils démontrent, qu'au stade de GMP, les facteurs de croissance (G-CSF et M-CSF) ont un rôle instructif dans la différenciation myéloïde. Cependant, cette observation n'a été faite que pour un type cellulaire et à un stade précis de différenciation, on ne peut donc pas généraliser quant au rôle purement instructif des facteurs extrinsèques. De façon plus vraisemblable, la régulation de l'hématopoïèse reposerait sur un système très complexe associant à la fois des facteurs intrinsèques à chacune des cellules (modèle stochastique) et des facteurs extrinsèques pouvant influer sur la différenciation cellulaire (modèle instructif).

**Les facteurs de croissance.** Les facteurs de croissance hématopoïétiques (FCH) ont été initialement identifiés, au début des années 1970, comme des molécules nécessaires au développement des cellules hématopoïétiques en culture, capables de former des colonies *in vitro*. C'est pourquoi ils ont été nommés CSF pour Colony Stimulating Factors, ou cytokines ou encore GF pour Growth Factors. Au moins 30 facteurs ont été identifiés à ce jour. Leurs compositions biochimiques ont été analysées et leurs gènes clonés[17].

Les FCH sont des glycoprotéines, actives à de très faibles concentrations. Ils peuvent avoir une action autocrine, paracrine ou endocrine sur leurs cellules cibles par le biais de récepteurs membranaires spécifiques. Plusieurs FCH peuvent avoir des fonctions similaires (redondance), leurs effets peuvent être interdépendants, pléiotropiques (sur plusieurs types cellulaires) et en cascade.

Certains FCH ont une action sur des progéniteurs multipotents (impliquant plusieurs lignées, facteurs multipotents), d'autres ont une action restreinte à une lignée donnée (facteurs restreints) (*Fig. 4*)[6].

Les FCH multipotents vont donc être responsables de la prolifération et de la différenciation de progéniteurs multipotents. Parmi les plus importants, on retrouve :

- *l'Interleukine 3 (IL-3)*, qui permet la différenciation des CSH pluripotentes en progéniteurs multipotents. Son action est souvent associée à d'autres FCH. Par exemple, l'érythropoïétine doit lui être associée afin d'obtenir une stimulation optimale de la formation de colonies érythroïdes[18] ;
- *le GM-CSF (Granulocyte Monocyte Colony Stimulating Factor)*, d'activité proche de celle de l'IL-3, ayant une action sur la plupart des progéniteurs multipotents et sur les cellules matures des lignées granulo-monocytaire et éosinophiles.

On retrouve parmi les facteurs restreints :

- *le G-CSF (Granulocyte Colony Stimulating Factor)*, facteur actif sur la lignée granulocytaire, jusqu'aux stades de maturation les plus avancés ;
- *le M-CSF (Monocyte Colony Stimulating Factor)*, constituant un facteur régulateur de l'ensemble du système des phagocytes mononucléés (facteur de survie et d'activation). Il n'a pratiquement aucune activité s'il n'est pas associé à de faibles concentrations de GM-CSF ;
- *l'érythropoïétine (Epo)*, synthétisée par les cellules hépatiques à l'âge fœtal puis par les cellules rénales à l'âge adulte. Son action est spécifique à la lignée érythrocytaire. Elle est anti-apoptotique et le mécanisme général serait l'induction d'une synthèse accrue de protéines anti-apoptotiques codées par les gènes de la famille *BCL-2*[19].
- *la thrombopoïétine (Tpo)*, d'action spécifique de la lignée mégacaryocytaire permettant la production de plaquettes ;
- *l'Interleukine 5 (IL-5)*, permettant la différenciation des éosinophiles.

D'autres FCH n'ont aucune action directe sur la prolifération et la différenciation des cellules hématopoïétiques mais agissent en synergie avec d'autres FCH. Parmi ces facteurs de promotion ou facteurs synergiques, on peut citer les interleukines IL-1, IL-6, IL-4 qui favorisent la sécrétion d'autres FCH ou le SCF (Stem Cell Factor) qui augmente le nombre de cellules souches pluripotentes en cycle cellulaire, les sensibilisant à d'autres FCH.

Enfin, il existe plusieurs facteurs ayant une fonction de régulation négative tels que le TGF-ß (Tranforming Growth Factor ß), le TNF-$\alpha$ (Tumor Necrosis Factor $\alpha$), le MIP-1$\alpha$ (Macrophage-Inflammatory Protein 1$\alpha$) qui inhibent l'entrée en cycle cellulaire des progéniteurs pluripotents[20, 21].

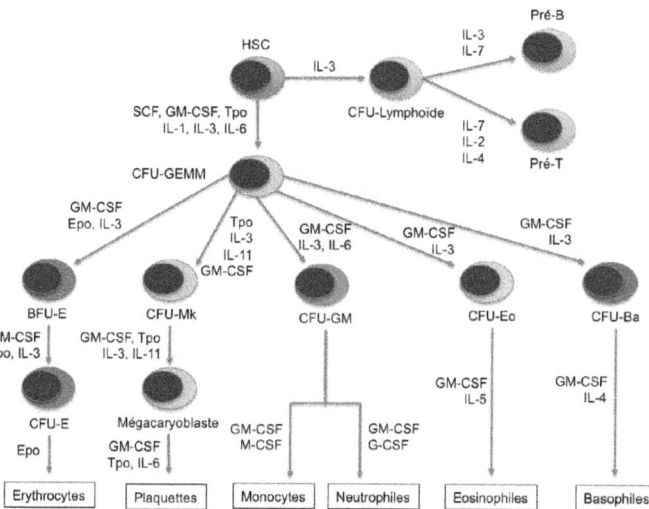

FIGURE 4: Facteurs de croissance hématopoïétiques

CFU : Colony Forming Unit (GEMM : Granulocyte Eryhtroid Monocyte Megacaryocyte) ; E : erythroid, Mk : Megacaryocyte ; GM : Granulocyte/Monocyte ; Eo :Eosinophil ; Ba :Basophil) ; BFU : Burst Forming Unit ; GM-CSF, G-CSF et M-CSF : Granulocyte/Monocyte, Granulocyte et Monocyte Colony Stimulating Factor ; SCF : Stem Cell Factor ; IL : Interleukin ; Epo : Erythropoietin ; Tpo : Thrombopoietin ; Pré-T et Pré-B : Précurseurs T et B.

Alors que certains FCH sont « multipotents » tels que le GM-CSF et l'IL3 impliqués dans plusieurs voies de différenciation possibles, d'autres sont restreints à une lignée particulière tels que le M-CSF pour la voie monocytaire, le G-CSF pour la voie granulocytaire, la thrombopoïétine pour la voie mégacryocytaire et l'érythropoïétine pour la voie érythrocytaire.

**Les facteurs de transcription (FT).** Depuis une quinzaine d'années, la compréhension des processus régulant l'hématopoïèse n'a cessé de s'étendre, notamment en ce qui concerne le rôle des facteurs de transcription (FT) sur l'engagement cellulaire vers une lignée définie, la prolifération et la différenciation. Les facteurs de transcription sont des protéines capables de se lier à des séquences spécifiques de l'ADN. Leurs fonctions sont multiples et concernent la conformation de l'ADN dans des régions particulières, l'initiation de la réplication, le contrôle de la transcription génique. On peut classer les FT selon la structure tridimensionnelle de leurs motifs liant l'ADN. La plupart des FT (80%) ont des motifs en doigt de zinc (zinc finger), helix-turn-helix, helix-loop-helix, leucine-zipper ou winged-helix. L'expression des FT est elle-même régulée par des facteurs en amont, soit extrinsèques soit intrinsèques. Les FT contrôlent ainsi l'hématopoïèse et leurs anomalies sont à la base de nombreuses hémopathies. L'expression relative des différents FT varie au cours de l'hématopoïèse, principalement sous l'influence de signaux extracellulaires, afin de moduler le devenir des cellules en fonction des besoins de l'organisme.

La maturation des CSH est ainsi contrôlée par deux processus fondamentaux : la réduction du potentiel d'auto-renouvellement et l'acquisition progressive de caractéristiques spécifiques à une lignée. Ces processus sont eux-même régulés par des programmes génétiques. La différenciation des progéniteurs dépend alors d'un ensemble de gènes agissant en synergie ou au contraire s'opposant. Ce sont les différents facteurs de transcription qui représentent cet ensemble de gènes.

A l'état embryonnaire, les CSH prennent naissance à partir d'un précurseur commun avec les cellules endothéliales. Les FT responsables de l'engagement de ce précurseur commun vers les CSH sont SCL (Stem Cell Leukemia ou Tal-1), AML1, GATA-2 et Lmo2. L'absence d'un de ces facteurs chez des embryons de souris entraîne leur mort rapide par absence d'hématopoïèse. La machinerie transcriptionnelle gouvernant l'hématopoïèse primitive est très complexe. Certains FT semblent clairement impliqués dans la survie et la prolifération des CSH, d'autres vont avoir un impact sur l'engagement cellulaire. Par exemple, les facteurs HoxB4[22], Ikaros[23], la forme nucléaire de Notch1[24], vont agir sur le maintien ou la promotion de l'auto-renouvellement des CSH. D'autres, comme le TGF-β à faible concentration vont inhiber le cycle cellulaire[20] par up-régulation de la protéine p21[21], et les maintenir dans un état quiescent.

Les FT impliqués dans la différenciation myéloïde sont en nombre relativement peu élevé (*Fig.* 5). Parmi eux, les plus importants sont PU.1, les protéines de la famille CEBP (CCAAT/Enhancer Binding Proteins), en particulier C/EBPα, C/EBPß et C/EBPε, les protéines de la famille GATA (GATA-1, GATA-2 et GATA-3), le facteur de croissance GFI1 (Growth Factor Independent 1) et enfin IRF8 (Interferon-Regulatory Factor 8, appelé aussi ICSBP pour Interferon Consensus Sequence Binding Protein). Ces FT régulent l'expression de nombreux gènes impliqués dans le développement myéloïde tels que les gènes codant pour les récepteurs des facteurs de croissance M-CSF, G-CSF et GM-CSF, et tels que ceux codant pour les composants des granules cytoplasmiques, à savoir la lactoferrine, la myélopéroxydase et la gélatinase neutrophile.

Parmi les premiers FT à entrer en jeu, PU.1 est sans doute le plus important. L'expression de PU.1 est restreinte aux cellules hématopoïétiques[25] et son niveau d'expression varie selon le type de cellule hématopoïétique. PU.1 est indispensable au développement de chacune des lignées lymphoïde et myéloïde. Un fort niveau d'expression de PU.1 orienterait les CSH vers un développement lymphoïde. Il est à noter que les études sur l'engagement des CSH vers la lignée lymphoïde ou myéloïde montrent que ce choix n'est pas clairement défini et que les cellules pourraient se trouver dans une phase intermédiaire au cours de laquelle plusieurs marqueurs de lignées différentes seraient exprimés[26, 27]. Ces résultats montrent que le potentiel de différenciation alternative n'est pas éliminé mais plutôt réprimé au fur et à mesure que se fait la différenciation cellulaire. PU.1 est indispensable à la formation des CMP puis des GMP. Au stade de GMP, un fort niveau d'expression de PU.1 oriente la cellule vers le développement en progéniteur monocytaire/macrophagique alors qu'un niveau plus faible d'expression oriente la cellule vers un développement en progéniteur neutrophile[28].

Alors que PU.1 est nécessaire à la formation des CMP à partir de la CSH, C/EBPα est nécessaire pour les étapes suivantes, à savoir la formation des GMP. C/EBPα est un FT de type leucine zipper qui, dans le système hématopoïétique, est exprimé dans les progéniteurs myéloïdes, les granulocytes et absent dans les monocytes/macrophages[8, 29]. Il n'est plus nécessaire après le stade de GMP pour la différenciation granulocytaire. C/EBPα contrôle également les propriétés d'auto-renouvellement des CSH[30]. De la même façon que PU.1, C/EBPα régule l'expression de nombreux gènes spécifiques et indispensables au développement myéloïde mais il représente aussi un promoteur fort de l'arrêt de la prolifération cellulaire en coordinant la sortie du cycle cellulaire. Parmi les mécanismes connus par lesquels C/EBPα contrôle le cycle cellulaire, on peut citer la stabilisation de la protéine p21 (appelée également WAF1 pour wild-type p53-activated fragment 1), le recrutement de la protéine Rb (Retinoblastoma) sur les régions promotrices des gènes cibles de C/EBPα, la répression de l'activité du facteur E2F[31], l'inhibition des CDK2 et CDK4 (Cyclin Dependent Kinase 2 et 4)[32] et le recrutement du complexe SWI-SNF au niveau de la chromatine[33].

La famille GATA comprend des FT importants dans la régulation de l'expression de gènes impliqués dans l'hématopoïèse. Ce sont des FT de structure en doigt de zinc, capables de se lier à l'ADN. Par exemple, l'augmentation du niveau d'expression de GATA-2 oriente la cellule au stade de GMP vers une différenciation éosinophile, basophile ou mastocytaire[10]. Si C/EBPα est exprimé dans ces GMP exprimant GATA-2, ces GMP se différencient en progéniteurs éosinophiles (EoP) alors que l'absence d'expression de C/EBPα en présence de GATA-2 est responsable plutôt d'une différenciation des GMP en progéniteur basophile/mastocytaire (BMCP). Les mécanismes impliqués dans cette down-régulation de C/EBPα dans des cellules exprimant GATA-2 restent peu élucidés, mais ce phénomène est probable puisque C/EBPα n'est pas nécessaire à la formation de neutrophiles et de monocytes matures[30].

Enfin, les FT agissent le plus souvent en synergie les uns avec les autres. Par exemple, nous avons vu que l'orientation du GMP vers la voie monocytaire/macrophagique nécessitait PU.1 et cette orientation nécessite la présence d'au moins un facteur supplémentaire, IRF8 (Interferon-$\gamma$ (IFN$\gamma$) Responsive transcription Factor 8). Dans la lignée myéloïde, IRF8 est exprimé dans les progéniteurs et les monocytes/macrophages mais est absent des granulocytes[34]. Après le stade GMP, deux autres facteurs rentrent en jeu pour le développement granulocytaire, GFI1 et C/EBP$\gamma$.

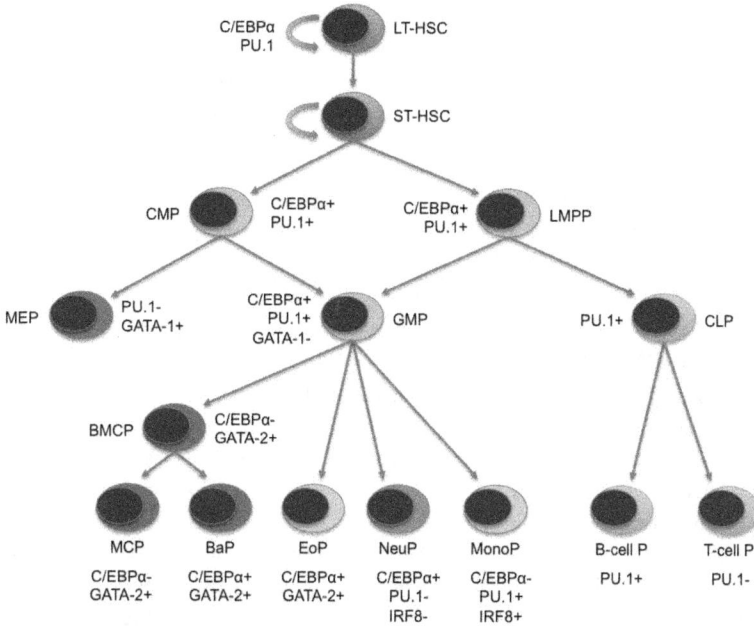

FIGURE 5: Principaux facteurs de transcription impliqués dans l'hématopoïèse
LT-HSC : Long-Term Hematopoietic Stem Cell ; ST-HSC : Short-Term Hematopoietic Stem Cell ; LMPP :
Lymphoid MultiPotential Progenitor ; CMP : Common Myeloid Progenitor ; CLP : Common Lymphoid
Progenitor ; GMP : Granulocyte/Monocyte Progenitor ; BMCP : Basophil Mast Cell Progenitor ; MCP :
Mast Cell Progenitor ; BaP : Basophil Progenitor ; NeuP : Neutrophil Progenitor ; MonoP : Monocyte Pro-
genitor ; EoP : Eosinophil Progenitor ; B-cell P : B-cell Progenitor ; T-cell P : T-cell Progenitor ; C/EBPα :
CCAAT/Enhancer Binding Protein $\alpha$ ; GATA-1 et -2 : GATA binding protein 1 et 2 ; IRF8 : Interferon $\gamma$ (IFN$\gamma$) Responsive transcription Factor 8. Flèche bleue courbée représentant la capacité d'auto-
renouvellement des HSC.
La différenciation des progéniteurs dépend d'un ensemble de facteurs de transcription agissant en synergie
ou au contraire s'opposant. Les principaux FT sont représentés dans ce schéma. On y retrouve PU.1,
CEBPα qui interviennent très tôt dans l'hématopoïèse. Par un jeu d'association ou non de certains FT,
les cellules s'engagent vers une voie de différenciation ou une autre.

L'hématopoïèse est un processus multi-étape complexe. Son bon déroulement dépend de
multiples facteurs intrinsèques et extrinsèques. La cinétique d'apparition des différents
facteurs de transcription conditionne le devenir des CSH puis des progéniteurs en orien-
tant l'engagement cellulaire vers une lignée spécifique. La régulation de ces facteurs de
transcription au sein même de la cellule apparaît donc capitale au bon déroulement de
l'hématopoïèse. Les mécanismes de cette régulation ne sont pas encore tous élucidés.

En premier lieu, la régulation de l'expression des FT peut avoir lieu au niveau transcriptionnel. Les FT sont capables de se réguler les uns les autres. Ainsi, AML1 peut se lier à trois sites au sein de la région régulatrice URE (Upstream Regulatory Element) du gène codant pour PU.1, contrôlant ainsi l'expression de ce dernier[35]. De la même façon, C/EBPα induit directement la transcription de PU.1 en se liant à la région enhancer du gène de PU.1[36]. Un autre mécanisme de régulation transcriptionnelle peut être représenté par les modifications épigénétiques. En effet, le facteur de croissance G-CSF, par exemple, induit la liaison de C/EBPα à ses promoteurs cibles et est responsable d'une modification de l'état d'acétylation et de méthylation des histones, conduisant à une activation de la transcription de gènes spécifiques de la différenciation myéloïde[37]. Enfin, un autre exemple de régulation transcriptionnelle est représenté par les micro ARN. En effet, Fazi *et al* ont décrit une boucle de régulation de la granulopoïèse impliquant C/EBPα, NFI-A et le microARN-223 (miR-223)[38].

En second lieu, la régulation de l'expression des FT peut avoir lieu au niveau post-transcriptionnel, sur la traduction et la modification de la structure des protéines. Ce mécanisme peut être illustré par C/EBPα pour lequel un seul ARN messager est transcrit. Cet ARNm possède deux sites d'initiation de la traduction (AUG) pouvant alors donner naissance à deux isoformes de la protéine C/EBPα, une de 42 kD et l'autre, tronquée, de 30 kD[39]. L'isoforme tronquée de 30 kD agirait comme un dominant négatif sur la fonction de la protéine C/EBPα[40]. Le ratio entre les deux isoformes est contrôlé par une région conservée, uORF (Upstream Open Reading Frame), située en 5' de la région non traduite (UTR) de l'ARNm de C/EBPα[41]. Cette région uORF est alors reconnue par les facteurs de traduction EIF4E et EIF2 (Eukaryotic Translation Initiation Factor 4E et 2) et les niveaux d'activité relative de ces deux facteurs déterminent quel codon AUG d'initiation de la traduction est alors utilisé.

En dernier lieu, les interactions protéine-protéine sont également susceptibles de moduler l'activité des FT. Par exemple, il existe une interaction négative de PU.1 sur GATA-1 et réciproquement. Cette interaction est à la base de la détermination de la CMP vers la lignée érythroïde (sous dépendance de GATA-1) ou vers la lignée myéloïde (sous dépendance de PU.1). En effet, PU.1 peut bloquer la liaison de GATA-1 sur l'ADN par le biais d'une interaction physique de ses acides aminés terminaux avec la région carboxy-terminale de la région en doigt de zinc de GATA-1. A l'opposé, GATA-1 empêche la formation du complexe PU.1 avec ses cofacteurs JUN par le biais d'un blocage compétitif des motifs ß3/ß4 dans le domaine Ets de PU.1[42].

### Leucémogénèse

Les anomalies acquises des mécanismes de régulation de l'hématopoïèse représentent un événement récurrent dans la constitution de la leucémie aiguë myéloïde. De nombreuses altérations géniques ont été identifiées comme étant à la base de la leucémogénèse. Ces altérations géniques constituent alors des outils diagnostiques et de suivi thérapeutique, et sont maintenant à la base de la classification OMS des leucémies (cf page 29). Parmi ces altérations géniques, les plus fréquentes sont représentées par les translocations chromoso-miques qui ont pour conséquence l'expression de facteurs de transcription ou la formation de facteurs de transcription chimériques. De récentes études ont montré que les réarrange-ments géniques ne sont pas les seules altérations géniques possibles, mais que des mutations ponctuelles peuvent affecter la fonction de certains facteurs de transcription et être impli-quées dans la leucémogénèse.

On peut donc classer ces événements leucémogènes selon le type de l'altération génique, à savoir :

- les translocations chromosomiques récurrentes, parmi lesquelles on peut citer :
  - la translocation t(15 ;17)(q22 ;q12) à l'origine de la formation d'une protéine de fusion PML-RARα, entraînant un blocage de la différenciation myéloïde par anomalie de la fonction du récepteur à l'ATRA (Acide Tout Trans Rétinoïque), du recrutement des histones désacétylases, et finalement à l'origine de la répression de nombreux gènes cibles ;
  - les anomalies du core binding factor (CBF) via de nombreuses translocations chromo-somiques, parmi lesquelles la translocation t(8 ;21)(q22 ;q22) et l'inversion du chromo-some 16 (inv(16) (p13q22)) ;
  - les réarrangements chromosomiques impliquant le gène *MLL* situé en 11q23, soit plus de 40 translocations différentes.
- les mutations ponctuelles, insertions et délétions, concernant essentiellement des gènes impliqués dans la transduction du signal tels que *NRAS* et *KRAS*, des gènes codant pour des récepteurs à activité tyrosine kinase tels que *KIT* et *FLT3*, des gènes codant pour des facteurs de transcription tels que *CEBPA* et *AML1*.

**Le modèle actuel de leucémogénèse.** Il a été proposé par Gilliland *et al* un modèle de leucémogénèse, le « two hits model »[43], selon lequel plusieurs événements oncogéniques, au moins deux, sont nécessaires pour induire une leucémie (*Fig.* 6). La survenue d'une leucémie serait donc la conséquence de la collaboration d'au moins deux anomalies oncogéniques : des anomalies induisant un avantage prolifératif (anomalie de classe I) et des anomalies responsables d'un bocage de maturation (anomalie de classe II). Parmi les anomalies de classe I, on peut citer les mutations activatrices des récepteurs à activité tyrosine kinase (FLT3, RAS et c-KIT). Parmi les anomalies de classes II, on retrouve les anomalies des facteurs de transcription ou des composants du complexe activateur (C/EBPα, AML1, MLL et AML1).

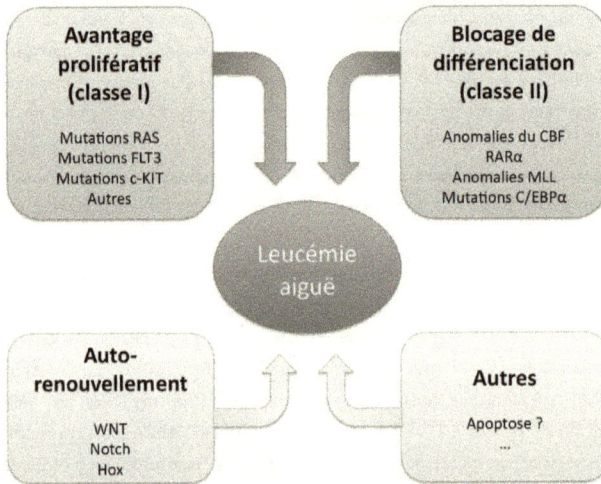

FIGURE 6: Modèle de leucémogénèse à deux événements, selon Gilliand *et al.*

Le modèle de leucémogénèse de Gilliland fait intervenir deux classes de mutations, à l'origine d'un avantage prolifératif (classe I) ou d'un blocage de différenciation (classe II), expliquant la survenue d'une leucémie aiguë. Cependant, d'autres facteurs sont à prendre en compte et à explorer, tels que l'acquisition de la fonction d'auto-renouvellement par altération des voies Wnt/ß-caténine, Notch ou Hox, et d'autres facteurs impliqués dans la survie ou l'apoptose des cellules hématopoïétiques.

Ainsi, pour qu'une cellule hématopoïétique puisse se transformer en cellule leucémique à l'origine de la leucémie aiguë, il faut qu'elle possède des capacités d'auto-renouvellement afin de reconstituer en permanence le pool de cellules leucémiques, qu'elle acquière à la fois un avantage prolifératif vis à vis des cellules hématopoïétiques normales et un blocage de maturation plus ou moins complet.

Il est encore impossible de déterminer avec exactitude le stade de maturation au cours duquel les événements leucémogènes précédemment décrits surviennent. Pour tenter de déterminer quelle cellule est la cellule initiatrice de la leucémie (CIL), deux modèles de leucémogénèse s'affrontent (*Fig. 7*).

**Quelle est la cellule initiatrice de la leucémie?** Le premier modèle, soutenu par Dick *et al*[44, 45], consiste à dire que la CIL est en fait une CSH, de préférence LT-HSC, possédant ainsi de façon constitutionnelle la capacité de s'auto-renouveler, ayant acquis par le biais d'altérations génétiques successives, au moins une de classe I et une de classe II, un avantage prolifératif et un blocage de maturation. Il s'agit ici d'un modèle de cellule souche leucémique (CSL) à l'origine de la leucémie.

Le second modèle, soutenu par Weissman *et al*[46, 47], consiste à dire que la CIL est un progéniteur hématopoïétique (LMPP, GMP ou CMP par exemple) ayant acquis par le biais d'altérations génétiques (WNT, Notch ou Hox par exemple) la capacité d'auto-renouvellement, et également un avantage prolifératif et un blocage de maturation par le biais des altérations génétiques de classe I et II.

Quel que soit le modèle envisagé, de plus en plus de cas sont rapportés dans la littérature dans lesquels on observe que le clone leucémique peut conserver une certaine capacité de différenciation superposable, en fonction du clone leucémique, à une hématopoïèse normale. En effet, dans les LAM avec inversion 16 par exemple, on retrouve l'anomalie cytogénétique à la fois dans les blastes myéloïdes mais également dans les polynucléaires éosinophiles. Par conséquent, pour caractériser ce phénomène, on parle de plus en plus d'hématopoïèse leucémique prenant son origine à partir d'une cellule initiatrice de la leucémie (CIL).

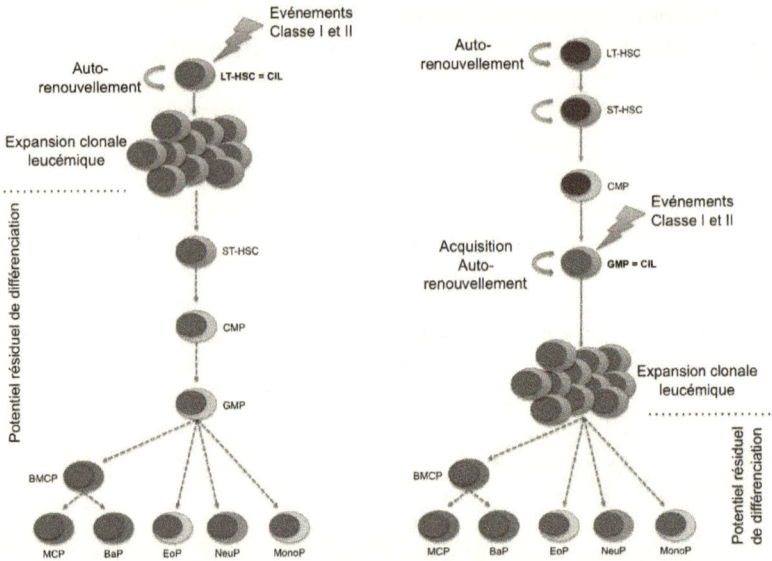

FIGURE 7: Concept d'hématopoïèse leucémique : deux modèles proposés

LT-HSC : Long-Term Hematopoietic Stem Cell ; ST-HSC : Short-Term Hematopoietic Stem Cell ; CMP : Common Myeloid Progenitor ; GMP : Granulocyte/Monocyte Progenitor ; BMCP : Basophil Mast Cell Progenitor ; MCP : Mast Cell Progenitor ; BaP : Basophil Progenitor ; NeuP : Neutrophil Progenitor ; MonoP : Monocyte Progenitor ; EoP : Eosinophil Progenitor ; CIL : Cellule Initiatrice de la Leucémie ; Flèches bleues : Hématopoïèse normale ; Flèches rouges : Hématopoïèse leucémique. En pointillés est représentée la capacité résiduelle de différenciation de cellules appartenant au pool leucémique. A gauche, le modèle soutenu par Dick *et al*. A droite, le modèle soutenu par Weissman *et al*.

Alors que Dick *et al* soutiennent que la cellule initiatrice de la leucémie (CIL) est une cellule souche hématopoïétique, Weissman *et al* soutiennent que la CIL peut être un progéniteur hématopoïétique ayant acquis, en plus des mutations de classe I et II décrites par Gilliland, des propriétés d'auto-renouvellement. Le potentiel résiduel de différenciation est un concept encore plus récent dans lequel la CIL conserve un potentiel de différenciation variable en fonction du type d'anomalies moléculaires acquises.

**Leucémogénèse à partir d'un exemple.** Les LAM du groupe CBF (Core Binding Factor) représentent un bon modèle de leucémogénèse dans lequel les deux événements leucémogènes sont clairement identifiés.

Le complexe CBF est un facteur de transcription pouvant se lier à l'ADN et composé de deux sous-unités, $\alpha$ et ß. La sous-unité $\alpha$ est l'élément qui se lie à l'ADN alors que la sous-unité ß stabilise l'ensemble du complexe. Trois gènes codent pour la sous-unité $\alpha$ : *RUNX2/AML3*, *RUNX1/AML1* et *RUNX3/AML2*. Un seul gène code pour la sous-unité ß : *CBFß*. La sous-unité $\alpha$, que l'on nommera par la suite AML1, se lie à l'ADN via son domaine RHD (Runt Homology Domain) reconnaissant la séquence TGT/cGGT qui est présente dans les éléments régulateurs, promoteurs et enhancers, de gènes spécifiques de l'hématopoïèse tels que ceux codant pour l'interleukine 3 (IL-3), le GM-CSF, le M-CSF, la myélopéroxydase, la neutrophile élastase, le granzyme B et les chaînes $\alpha$ et ß du TCR. De plus, le complexe CBF agit comme un organisateur transcriptionnel capable de recruter d'autres facteurs de transcription tels que c-MYB, C/EBP$\alpha$ et les membres de la famille Ets (PU.1 par exemple). Il s'agirait d'une interaction directe entre AML1 et ces facteurs de transcription permettant d'augmenter la liaison à l'ADN des facteurs de transcription et mettre à disposition de ces facteurs l'ensemble de la machinerie transcriptionnelle recrutée par le complexe CBF[48]. En effet, ce complexe CBF recrute les co-activateurs transcriptionnels p300 et CBP (CREB Binding Protein)[49]. Ces co-activateurs peuvent recruter à leur tour des facteurs à activité histone acétyl-transférase tels que CREB (cAMP Response Element-Binding protein), p300/CBP et P/CAF (p300/CBP Associated Factor)[50, 51]. Ainsi, le complexe CBF a une activité régulatrice propre de la transcription de gènes cibles, mais également est capable de recruter un ensemble de facteurs (machinerie transcriptionnelle) modifiant le degré d'acétylation de l'ADN et donc sa capacité à être transcrit. Enfin, le complexe CBF peut recruter d'autres facteurs de transcription importants d'ans l'hématopoïèse tels que C/EBP$\alpha$ (*Fig. 8*).

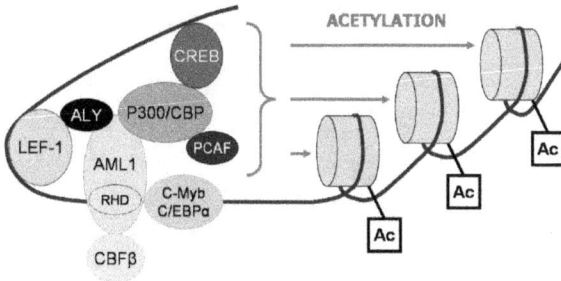

FIGURE 8: Organisation du complexe CBF

PCAF: p300/CBP Associated Factor; CBP: CREB binding protein; CREB: cAMP Response Element-Binding protein, ayant une activité intrinsèque histone acetyltransferase (HAT); LEF-1: Lymphoid Enhancer-binding Factor 1; ALY: Ally of AML1 and LEF-1, protéine liant à la fois AML1 et LEF-1; RHD: Runt Homology Domain ; Ac: histone hyperacetylation.

Le complexe CBF comporte deux sous-unités, CBFß stabilisant la liaison d'AML1 à l'ADN, recrutant de nombreux co-facteurs dont l'activité histone acétyltransférase sur les histones permet à la chromatine d'être dans un état propice à la transcription génique. Parmi les cibles de ce complexe, on retrouve CEBP$\alpha$ et C-Myb.

L'inversion du chromosome 16 (inv(16)(p13q22)) est à l'origine d'un transcrit de fusion codant pour une protéine chimérique, CBFß-MYH11. Il a été montré dans un modèle murin que cette protéine chimérique exerçait un effet dominant négatif sur la fonction de la protéine CBFß[52]. Pour expliquer ce phénomène, deux mécanismes ont été avancés.

Le premier serait un mécanisme de séquestration de la protéine AML1 par la protéine de fusion CBFß-MYH11 dans le cytoplasme[53] ou le noyau[54]. Cette séquestration serait le fait d'une multimérisation des chaînes de MYH11 entre elles dans le cytoplasme ou le noyau. La protéine AML1 serait alors séquestrée dans ce complexe multimérisé et ne pourrait atteindre sa cible sur l'ADN. Le second mécanisme passerait par un recrutement de co-répresseurs (*Fig.* 9). En effet, Lutterbach *et al*[55], ont montré que la protéine de fusion CBFß-MYH11 s'associerait à AML1 mais également au co-répresseur Sin3a et aussi à l'histone désacétylase 8 (HDAC8) par le biais du domaine C-terminal de MYH11[56]. La conséquence serait le changement de conformation de la chromatine, qui serait dans un état peu propice à la transcription. La transcription des gènes cibles du complexe CBF serait alors très diminuée[57, 58]. Quel que soit le mécanisme proposé, l'inactivation de la fonction de la protéine AML1 résiduelle serait expliquée par le fait que la protéine chimérique CBFß-MYH11 pourrait s'hétérodimériser avec le domaine RHD d'AML1 avec une affinité bien supérieure à celle de la protéine CBFß sauvage résiduelle[59].

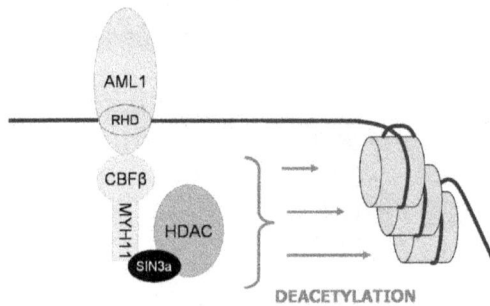

FIGURE 9: Recrutement de co-répresseurs par la protéine de fusion CBFß-MYH11
RHD: Runt Homology Domain ; HDAC: histone deacetylase; SIN3a: SIN3 homolog A, régulateur trans-critionnel.
La protéine chimérique CBFß-MYH11 recrute SIN3a, un régulateur transcriptionnel, lui-même recrutant une histone désacétylase, dont l'activité sur les histones a pour effet une compaction de la chromatine régulant négativement la transcription génique.

Des mécanismes similaires ont été décrits pour expliquer le dysfonctionnement du complexe CBF dans les translocations t(8 ;21) responsables de la formation de la protéine chimérique AML1-ETO. En effet, la partie ETO de la protéine chimérique pourrait recruter des co-répresseurs et des histone désacétylases (HDAC) (*Fig.* 10)[60].

23

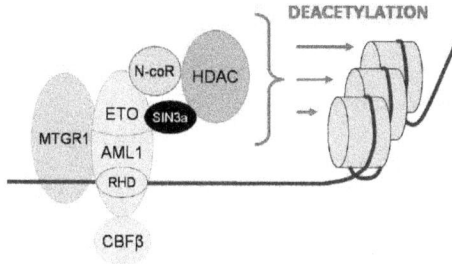

FIGURE 10: Recrutement de co-répresseurs par la protéine de fusion AML1-ETO

HDAC: Histone deacetyltransferase; N-coR: Nuclear co-repressor; MTGR1: Myeloid Transforming Gene-Related protein1; RHD: Runt Homology Domain; SIN3a: SIN3 homolog A.

La protéine chimérique AML1-ETO recrute N-coR et SIN3a, deux régulateurs transcriptionnels recrutant une histone désacétylase dont l'activité sur les histones aboutit à une compaction de la chromatine régulant négativement la transcription génique.

Une des conséquences du dysfonctionnement du complexe CBF est une down-régulation de la protéine C/EBPα. Il a été en effet montré que l'expression d'ARNm du gène *CEBPA* était diminuée dans les LAM du groupe CBF, suggérant que le blocage de différenciation pourrait être le résultat d'une down-régulation de C/EBPα suite à la formation de ces protéines chimériques impliquant une des deux sous-unités du complexe CBF[61, 62].

Il est à noter que les études chez des patients atteints de LAM ainsi que les modèles murins de LAM[30] suggèrent qu'en ce qui concerne C/EBPα, la LAM n'est pas le fait d'une perte complète de fonction de C/EBPα, mais plutôt d'une perte partielle de fonction, telle que le contrôle du cycle cellulaire[63]. Cette perte de fonction pourrait s'expliquer soit par des mutations dans le gène *CEBPA* soit par une diminution de l'efficacité transcriptionnelle du facteur C/EBPα suite au dysfonctionnement du complexe CBF. La dérégulation du facteur de transcription C/EBPα représente donc un événement central dans la leucémogénèse myéloïde.

En conclusion, le dysfonctionnement du complexe CBF dans ces leucémies du groupe CBF apparaît comme un événement de classe II selon le modèle de Gilliland *et al.* Les événements de classe I sont principalement représentés dans ce type de leucémies par des mutations activatrices de récepteurs à tyrosine kinase tels que c-KIT et FLT3 ou bien par des anomalies entraînant une activation de la voie RAS. La leucémogénèse est donc un processus multi-étape constitué d'anomalies récurrentes, plus ou moins spécifique d'un type de leucémie. Cette hétérogénéité conduit à des approches thérapeutiques différentes et à des réponses variables aux traitements.

# Présentation clinique

Le tableau clinique de cette hémopathie est très variable selon l'importance de l'insuffisance médullaire et du syndrome tumoral.

## Signes d'insuffisance médullaire

L'accumulation de cellules hématopoïétiques immatures dans la mœlle osseuse est responsable d'une inhibition de l'hématopoïèse normale, aboutissant à des cytopénies pouvant toucher à la fois les lignées érythroïde, granulo-macrophagique et mégacaryocytaire. Cette insuffisance médullaire est quasi-constante, et le tableau clinique associe à des degrés variables :

– *un syndrome anémique*, avec une pâleur cutanéo-muqueuse, une asthénie et des manifestations cardio-vasculaires (dyspnée d'effort et tachycardie). L'anémie peut être sévère, parfois bien tolérée si elle se constitue de façon très progressive ;

– *un syndrome infectieux*, avec une fièvre isolée ou avec foyers infectieux, en particulier au niveau de la sphère oto-rhino-laryngée. L'origine peut être bactérienne, virale, parasitaire ou fongique. La gravité du tableau infectieux est liée à l'importance de la neutropénie, en particulier lorsque le taux de neutrophiles circulants est inférieur à 0,5 G/L ;

– *un syndrome hémorragique* associant des hémorragies cutanéo-muqueuses, parfois viscérales. La gravité du tableau clinique est liée à l'importance de la thrombopénie et la tolérance à cette thrombopénie est fonction de l'âge du patient, du terrain cardio-vasculaire et du syndrome infectieux pouvant être associé à des troubles de la coagulation. Le danger est celui d'une hémorragie cérébro-méningée. D'autre part, dans certains cas, les LAM s'accompagnent d'un syndrome de coagulation intravasculaire disséminée (CIVD).

## Signes liés à l'infiltration tumorale

L'accumulation de cellules hématopoïétiques immatures peut avoir lieu dans d'autres organes que la mœlle osseuse. Ainsi, le tableau clinique peut comporter :

– *une hypertrophie des organes hématopoïétiques*, avec des adénopathies, une splénomégalie et une hépatomégalie ;

– *une hypertrophie gingivale*, en particulier dans les LAM à composante monocytaire ;

– *un chlorome ou sarcome granulocytaire*, correspondant à une tumeur localisée isolée, le plus souvent osseuse, ganglionnaire ou épidurale, parfois multifocale, responsable d'une symptomatologie fonction de la localisation tumorale ;

– *un syndrome de leucostase*, rencontré dans les leucémies aiguës très hyperleucocytaires, en particulier dans les LAM à composante monocytaire, et à taux de doublement blastique rapide. La blastose sanguine engendre alors des troubles de la microcirculation et de perfusion tissulaire dont les manifestations sont principalement d'ordre pulmonaires avec une défaillance respiratoire aiguë. Il s'agit alors d'une urgence thérapeutique.

# Signes biologiques

## L'hémogramme

L'anémie est quasi-constante, normochrome, normocytaire, arégénérative. La thrombopénie est très fréquente, retrouvée dans plus de 90% des cas. Elle est d'intensité variable et peut être parfois associée à une thrombopathie majorant le risque hémorragique. La leucocytose est variable, souvent augmentée (de 15 à 40 G/L) et il peut exister des formes très hyperleucocytaires (>100G/L) comme des formes leucopéniques. La neutropénie est constante (<1,5 G/L). La formule leucocytaire met en évidence la présence de cellules blastiques circulantes, en proportion augmentant avec l'importance de la leucocytose. La formule est caractérisée par une absence de formes intermédiaires entre les blastes et les polynucléaires, caractéristique appelée hiatus leucémique.

## Le myélogramme

Le myélogramme est indispensable pour confirmer le diagnostic et préciser le type cytologique. Il permet d'effectuer l'analyse cytologique (coloration May-Grünwald-Giemsa) et les analyses complémentaires : cytochimie, immunophénotypage, cytogénétique et biologie moléculaire. Il est à la base de la classification des LAM (cf page 29) et doit être pratiqué avant tout traitement.

La moelle est habituellement hypercellulaire, avec plus de 20% de cellules blastiques dont la nature sera précisée par l'analyse morphologique complétée par une étude cytochimique et immunophénotypique. Le degré variable de différenciation des blastes définit le type cytologique de la leucémie. La présence de granulations azurophiles et/ou de « corps d'Auer » identifie la différenciation granuleuse des blastes. Les lignées érythroblastique et mégacaryocytaire sont très réduites.

## La biopsie ostéo-médullaire

Elle n'est pas utile au diagnostic dans la grande majorité des cas. Elle montrerait une moelle hypercellulaire envahie par une prolifération monomorphe de cellules immatures. Elle pourrait également montrer une myélofibrose associée à la prolifération (10% des cas). La biopsie ostéo-médullaire peut être utile dans le cas de myélogramme hypocellulaire, traduisant une myélofibrose plus dense ou une leucémie aiguë à forme hypoplasique.

**La cytochimie**

Une réaction de myélopéroxydase (MPO) doit être systématiquement réalisée. Elle est habituellement positive dans la majorité des blastes (seuil de positivité fixé à 3%). Elle peut être négative dans certains types de LAM telles que les LAM0 et LAM7. La réaction des estérases non spécifiques est positive dans les LAM et inhibée par action du fluorure de sodium dans les LAM à contingent monocytaire.

**L'immunophénotypage**

L'étude des marqueurs membranaires et cytoplasmiques par cytométrie en flux permet de déterminer le phénotype immunologique des cellules leucémiques. Cet examen est rarement indispensable au diagnostic mais permet de préciser le stade de différenciation des cellules blastiques. Il permet ainsi de différencier la nature myéloïde de la nature lymphoïde de la prolifération leucémique, en particulier dans les leucémies aiguës myéloïdes de type M0 définies par l'expression de marqueurs myéloïdes sur des cellules n'exprimant pas la myélopéroxydase (technique cytochimique)[64]. En cas de prolifération lymphoïde, il permet de différencier une prolifération lymphoïde B ou T. Il permet surtout de déterminer le stade de différenciation des cellules blastiques leucémiques, de mettre en évidence des marqueurs de pronostic importants pour la prise en charge thérapeutique (phénotype MDR1 par exemple associé à une chimiorésistance des cellules leucémiques (cf page 33)), et enfin de rechercher un phénotype aberrant propre aux cellules leucémiques permettant le suivi de la maladie résiduelle au cours du temps.

L'analyse comporte ainsi la recherche systématique :
– des cellules blastiques par l'expression caractéristique du marqueur CD45 sur des cellules à faible granulosité (SSC) ;
– de marqueurs d'immaturité : HLA-DR et CD34 ;
– de marqueurs associés à la lignée myéloïde : CD33, CD13, CD117, CD14, CD15, CD65 et CD11b ;
– de marqueurs associés à la lignée lymphoïde T : CD2, CD3, CD4, CD5 et CD7 ;
– de marqueurs associés à la lignée lymphoïde B : CD10, CD19, CD20 et CD22 ;
– de marqueurs associés à la lignée NK : CD56.

Le phénotype des cellules leucémiques est souvent hétérogène dans les LAM, et les marqueurs les plus fréquemment retrouvés sont les CD34, HLA-DR, CD13, CD33, CD117, CD15 et CD65. En cas de participation monocytaire, les marqueurs CD14, CD36 et CD64 sont souvent exprimés. Dans les LAM de la lignée érythroblastique, on retrouve l'expression des marqueurs CD36 et CD235a (glycophorine A) sur des blastes n'exprimant pas le marqueur CD45. Enfin, l'expression des marqueurs CD41, CD42 et CD61 sur des cellules leucémiques doit faire évoquer une LAM de la lignée mégacaryocytaire.

## La cytogénétique

La cytogénétique conventionnelle ou caryotype est effectuée sur cellules médullaires par examen direct des mitoses ou après culture courte (24 à 48h) en présence d'un facteur mitogène. La culture est bloquée par un agent bloquant la mitose au stade de métaphase. Après un choc hypotonique, les chromosomes sont colorés soit par la quinarine soit par le Giemsa soit par dénaturation par la chaleur permettant ainsi d'observer respectivement des bandes Q, des bandes G ou des bandes R. Les anomalies observées peuvent intéresser toutes les cellules malignes ou seulement une partie d'entre elles. Elles sont retrouvées dans 50 à 70% des cas de LAM *de novo* et leur fréquence est plus importante dans les cas de LAM secondaires. Ces anomalies sont acquises et clonales et constituent des marqueurs des cellules leucémiques et des témoins du remaniement du matériel génétique. Ce sont des anomalies de nombre et/ou de structure. Certaines sont spécifiques d'un type cytologique particulier. Le plus souvent, on observe un mélange de mitoses normales et anormales, moins souvent uniquement des mitoses anormales. Les anomalies disparaissent en période de rémission.

Les anomalies de nombre les plus fréquentes sont la trisomie 8 (25% des cas), isolée ou associée à une anomalie spécifique, la monosomie 5 ou 7, la délétion du bras long du 5 ou du 7, la trisomie 4.

Les anomalies de structure les plus fréquentes sont des anomalies spécifiques telles que la translocation t(8;21) (LAM M2), isolée ou associée à la perte d'un chromosome sexuel, la translocation t(15;17) (LAM M3), des réarrangements du chromosome 11 impliquant le gène *MLL* (LAM M4 ou M5) ou une inversion du chromosome 16 (LAM M4 avec éosinophiles).

Des anomalies récurrentes non spécifiques peuvent aussi être observées, telles que des anomalies du chromosome 3 ou la translocation t(6;9) (LAM M2 ou M4 avec basophiles). La translocation t(9;22) est rare dans les LAM (2%). Des anomalies complexes (au moins 3 anomalies) sont habituelles dans les LAM secondaires.

De nombreuses anomalies cytogénétiques peuvent échapper à la cytogénétique conventionnelle et être mises en évidence uniquement par cytogénétique moléculaire telle que l'hybridation fluorescente in situ (FISH), la peinture chromosomique ou l'hybridation génomique comparative.

## La biologie moléculaire

La biologie moléculaire a plusieurs objectifs. Les translocations mises en évidence ou non par les techniques cytogénétiques, conventionnelle (caryotype) et moléculaire (FISH), peuvent être identifiées également par biologie moléculaire. A chaque translocation correspond un transcrit de fusion que l'on peut détecter par RT-PCR et quantifier par RQ-PCR (t(8 ;21)(q22 ;q22) et AML1-ETO, inv(16)(p13q22) et CBFß-MYH11, t(15 ;17)(q22 ;q12) et PML-RARα, t(9 ;11)(p22 ;q23) et AF9-MLL, t(6 ;9)(p23 ;q34) et DEK-CAN, inv(3)(q21q26) et RPN1-EVI1, t(1 ;22)(p13 ;q13) et RBM15-MKL1). La biologie moléculaire s'avère alors un des meilleurs outils pour suivre la masse tumorale leucémique résiduelle après traitement. De plus, la mise en évidence de mutation ou duplication de certains gènes, en particulier des gènes impliqués dans l'hématopoïèse, permet d'établir le pronostic de la maladie (*FLT3*, *NPM1*, *CEBPA*, *AML1*, *KIT*, *MLL* et *WT1*).

Ainsi, en précisant le sous-type de LAM, la biologie moléculaire a un intérêt au diagnostic de la maladie afin d'établir son pronostic. De plus, sa capacité de détection de la maladie résiduelle en fait un examen indispensable dans le suivi des leucémies aiguës myéloïdes (cf page 38).

### Les anomalies biologiques associées

Le bilan d'hémostase peut être perturbé par une insuffisance hépatocellulaire, mais surtout par une coagulopathie de consommation entraînant une chute du fibrinogène, des facteurs du complexe prothrombinique, l'élévation des produits de dégradation de la fibrine (PDF) et la présence de complexes solubles. Ce syndrome de coagulation intravasculaire disséminée (CIVD) est surtout fréquemment rencontré dans les formes promyélocytaires (LAM M3), hyperleucocytaires et monocytaires (LAM M4 ou M5). Il est aggravé par le traitement cytoréducteur.

Des troubles métaboliques sont également fréquemment associés. L'hyperuricémie est liée au catabolisme des acides nucléiques libérés par la lyse des cellules blastiques. Une hyperkaliémie se voit surtout dans les formes hyperleucocytaires. Une hypokaliémie peut résulter d'une tubulopathie induite par la production élevée de lysozyme dans certaines formes monocytaires. Une augmentation des LDH (lactate déshydrogénase) est liée à la lyse cellulaire. Enfin, une hypoglycémie peut être le résultat d'une consommation *in vitro* de glucose par les blastes.

## Classification

### Classification OMS

Dans la classification OMS des leucémies aiguës[65], sont réunies sous le terme de "myéloïde" les leucémies aiguës impliquant des précurseurs hématopoïétiques granulocytaires (neutrophiles, éosinophiles, basophiles), monocytaires et macrophagiques, érythroïdes, mégacaryocytaires et mastocytaires. Les examens morphologiques, cytochimiques et/ou immunophénotypiques par cytométrie en flux sont utilisés pour établir le pourcentage, le lignage des cellules blastiques et pour préciser leur stade de différenciation. Dans la classification OMS, une prolifération myéloïde avec 20% ou plus de cellules blastiques dans la mœlle osseuse est considérée comme une leucémie aiguë myéloïde.Il est à noter cependant que le diagnostic de LAM peut être établi indépendamment du pourcentage de blastes médullaires si des anomalies génétiques spécifiques de LAM sont mises en évidence. La méthode de référence pour déterminer le lignage blastique reste la cytochimie. La cytométrie en flux (CMF) trois couleurs ou plus permet de préciser ce lignage. L'analyse cytogénétique complète des cellules médullaires (cytogénétique conventionnelle complétée par hybridation fluorescente in situ (FISH)) est indispensable au diagnostic pour établir le caryotype. En plus d'être la méthode de référence actuelle de suivi de la maladie résiduelle, la recherche en biologie moléculaire de transcrit de fusion par reverse transcriptase polymerase chain reaction (RT-PCR) (AML1-ETO, CBFB-MYH11, PML-RARA, AF9-MLL, DEK-CAN, RPN1-EVI1 et RBM15-MKL1) ou de mutations de gènes (*NPM1*, *CEBPA*, *FLT3*, *AML1*, *KIT* et *MLL*) est devenue indispensable pour caractériser des groupes homogènes de patients permettant d'établir le pronostic associé à chaque sous-type de LAM.

La classification OMS des LAM se base ainsi sur l'ensemble des données morphologiques, cytochimiques, immunophénotypiques, cytogénétiques et moléculaires et comporte 7 catégories de LAM comme suit :
- les LAM avec anomalie génétique récurrente (t(8 ;21), inv(16), t(15 ;17), t(9 ;11), t(6 ;9), inv(3) ; t(1 ;22)) ;
- les LAM avec myélodysplasie ;
- les LAM secondaires à un traitement ;
- les sarcomes myéloïdes ;
- les proliférations myéloïdes liées au syndrome de Down ;
- les leucémies aiguës à cellules dendritiques blastiques plasmacytoïdes ;
- les LAM ne rentrant dans aucun des cadres précédents.

## Classification FAB

La classification FAB (French-Amercian-British) est antérieure à la classification OMS et correspond à une classification purement morphologique des LAM. Elle définit huit types de LAM, classés en fonction des critères morphologiques et cytochimiques[66, 67] (*Tab.* 1). Elle reste utilisée quotidiennement par les cytologistes car elle permet de donner rapidement au clinicien une orientation quant au type de LAM, d'autant plus que certains aspects cytologiques sont corrélés à des anomalies immunophénotypiques et cytogénétiques particulières.

Contrairement à la classification FAB, la classification OMS des LAM, prenant en compte l'ensemble des critères morphologiques, cytochimiques, immunophénotypiques, cytogénétiques et moléculaires, permet de définir des groupes de patients de plus en plus homogènes.

| | LAM0 | LAM1 | LAM2 | LAM3 | LAM4 | LAM5 | LAM6 | LAM7 |
|---|---|---|---|---|---|---|---|---|
| Cytologie | Blastes indifférenciés | Myéloblastes sans maturation (<10%) | Myéloblastes avec maturation (>10%) Présence fréquente de corps d'Auer | Promyélocytes souvent granuleux Présence fréquente de corps d'Auer en fagots | Myéloblastes avec ±maturation Infiltration monocytaire médullaire comprise entre 20% et 80% | Monoblastes sans maturation (M5a) ou avec maturation (M5b) | Hyperplasie érythroblastique (>50%) avec dysérythropoïèse Blastose d'origine granulocytaire | Mégacaryoblastes associés ou non à des blastes d'autres lignées |
| Blastose médullaire | > 90% | > 90% des éléments granulo-monocytaires | 30% à 90% des éléments granulo-monocytaires | > 30% | > 30% des éléments granulo-monocytaires | > 30% | > 30% des éléments granulo-monocytaires | > 30% |
| Myélopéroxydase | Négative | + | + | ++ | + | +/- | + | Négative |
| Phénotype | HLA DR$^+$ CD34$^+$ CD33$^+$ CD13$^+$ MPO-Ag$^{+/-}$ | HLA DR$^+$ CD34$^+$ CD33$^+$ CD13$^+$ | HLA DR$^+$ CD34$^{+/-}$ CD33$^{+/-}$ CD13$^+$ CD15$^{+/-}$ | HLA DR$^-$ CD34$^-$ CD33$^+$ CD13$^+$ CD15$^+$ | HLA DR$^+$ CD13$^+$ CD14$^+<50\%$ CD36$^+<50\%$ | HLA DR$^+$ CD13$^+$ CD33$^+$ CD14$^+>50\%$ CD36$^+>50\%$ | HLA DR$^+$ CD33$^+$ CD36$^+$ Glycophorin A $+/-$ | CD41b$^+$ CD42b$^+$ CD61$^+$ |
| Particularités | | | | CIVD Souvent leucopénique | Monocytose sanguine > 5 G/L Atteintes cutanées et gingivales | Atteintes cutanées et gingivales | | Myélofibrose Souvent leucopénique |
| Illustration | | | | | | | | |

TABLE 1: Classification FAB des leucémies aiguës myéloïdes

La classification FAB des leucémies aiguës myéloïdes est basée sur l'analyse cytologique et cytochimique des cellules médullaires. Le taux de blastes retenu dans cette classification pour définir une LAM est fixé à 30%. Ce tableau indique par ailleurs l'immunophénotype habituel des cellules blastiques et les particularités clinico-biologiques correspondant à chaque type FAB.

31

Elle constitue la référence en terme de classification des LAM.

## Facteurs pronostiques

### Âge

L'âge des patients au diagnostic de LAM représente un facteur de mauvais pronostic indépendant. Les sujets les plus âgés présentent une diminution progressive de la sensibilité à la chimiothérapie par le biais, d'une part, d'une résistance vraie aux drogues utilisées et d'autre part, par une toxicité plus importante des chimiothérapies. Ainsi, au-delà de 60 ans, la cytosine-arabinoside à fortes doses est très toxique, de même que l'allogreffe de cellules souches hématopoïétiques.

### Leucocytose initiale

L'hyperleucocytose initiale constitue un facteur de mauvais pronostic indépendant et est associée à un taux de mortalité plus important. Une leucocytose supérieure à 30 G/L au diagnostic est ainsi associée à une réduction significative du taux de rémission complète et à un risque de rechute plus important[68].

### Caractère secondaire

Les patients atteints de LAM secondaire à un autre désordre hématologique ont une diminution du taux de rémission complète, de la survie globale et de la survie sans événement. D'autre part, les sujets ayant reçu une chimiothérapie antérieure ont une médiocre sensibilité au traitement chimiothérapique. Les rémissions s'avèrent rares et presque toujours de courte durée.

### Cytogénétique

Le pronostic des LAM repose majoritairement sur la présence ou non d'anomalies cytogénétiques pouvant être soit de bon pronostic soit de mauvais pronostic. Ces anomalies sont recherchées au diagnostic par des techniques de cytogénétique conventionnelle (caryotype) et moléculaire (FISH) si besoin. La présence d'anomalies cytogénétiques est hautement prédictif de la réponse à la chimiothérapie et du risque de rechute[69]. La cytogénétique peut ainsi individualiser 3 groupes pronostiques de patients comme suit [70] :
– groupe de pronostic favorable (7%) (survie à 5 ans de 50 à 60%) :
  – t(8 ;21)(q22 ;q22)
  – inv(16)(p13q22) ou t(16 ;16)(p13 ;q22)
  – t(15 ;17)(q22 ;q21)

- groupe de pronostic intermédiaire (73%) (survie à 5 ans de 40%) :
  - LAM à caryotype normal (48%)
  - anomalies non défavorables (trisomie 8, anomalie 11q23)
- groupe de pronostic défavorable (20%) (survie à 5 ans de 15%) :
  - LAM à caryotype complexe (14%)
  - anomalies défavorables (-5, del(5q), -7, del(7q), del(3q), ...)

## Chimiorésistance

Le phénotype MDR1 (MultiDrug Resistance I) correspond à une hyperexpression de la P-glycoprotein (P-gp), transporteur membranaire ATP-dépendant dont la fonction est d'expulser les médicaments hors de la cellule leucémique. Les LAM exprimant ce phénotype sont de mauvais pronostic, en particulier avec une mauvaise réponse à la chimiothérapie d'induction. Le phénotype MDR1 semble associé à l'expression du CD34 ainsi qu'au groupe cytogénétique de pronostic défavorable et sa fréquence augmente avec l'âge.

## Anomalies moléculaires

### FLT3

Le gène *FLT3* code pour un récepteur à tyrosine kinase (FLT3) et est muté chez un quart à un tiers des patients atteints de LAM. Deux principaux types de mutations ont été décrits : les duplications internes en tandem (FLT3-ITD) et les mutations ponctuelles dans la boucle activatrice du domaine kinase (FLT3 D835 le plus souvent). La mutation FLT3-ITD constitue un facteur indépendant de mauvais pronostic associé à une diminution de la survie globale et de la survie sans événement[71]. Par ailleurs, la mutation FLT3-ITD est souvent associée à un taux de leucocytes plus important.

### NPM1

Le gène *NPM1* code pour une protéine, la nucléophosmine, ubiquitaire, de localisation nucléolaire et cytoplasmique. Cette protéine joue un rôle de protéine chaperone empêchant l'agrégation de protéines dans le nucléole et régulant l'assemblage et le transport des sous-unités pré-ribosomales. La nucléophosmine est également impliquée dans le cycle cellulaire à plusieurs niveaux. Les mutations dans l'exon 12 du gène *NPM1* ont été décrites dans les LAM[72]. Parmi les patients appartenant au groupe cytogénétique intermédiaire, ceux présentant une mutation de *NPM1*, en absence de mutation FLT3-ITD, ont une meilleure réponse à la chimiothérapie d'induction, une meilleure survie sans événement et une meilleure survie globale que les patients non mutés pour *NPM1*[73, 74].

**CEBPα**

Le facteur de transcription CEBPα est impliqué dans le contrôle de la prolifération et de la différenciation des progéniteurs myéloïdes. Des mutations du gène *CEBPα* ont été décrites chez des patients atteints de LAM. Ces mutations semblent associées à des sous-types particuliers de LAM tels que les LAM M1, M2 et M4 et dans les LAM à caryotype normal. En absence de facteurs de mauvais pronostic associés, les patients porteurs de cette mutation ont un pronostic favorable[75, 76].

**MLL**

Le gène *MLL* (Myeloid/Lymphoid Leukemia ou Mixed Lineage Leukemia), localisé en 11q23, est très fréquemment impliqué dans des translocations chromosomiques associées aux leucémies aiguës. Lors de ces translocations, le gène *MLL* est mis en relation avec plusieurs partenaires géniques possibles. Ces anomalies impliquant *MLL* sont généralement associées à un pronostic défavorable[77].

**WT1**

La mutation du gène *WT1* (Wilms' Tumor 1) a été décrite dans les LAM du sujet jeune comme étant de mauvais pronostic car associée à un taux de rechute plus élevée[78].

**Maladie résiduelle**

Depuis le début du XXIème siècle, avec l'avènement de techniques de plus en plus sensibles telles que la biologie moléculaire par RQ-PCR et la cytométrie en flux multiparamétrique, il est possible d'évaluer la maladie résiduelle après chimiothérapie d'induction (cf page 38). Cette réponse au traitement impacte de façon indépendante sur le pronostic du patient[79, 80, 81].

## Traitement

L'objectif du traitement est d'éradiquer les cellules leucémiques chez le patient. La majorité des patients atteints de LAM sont inclus dans des protocoles thérapeutiques qui comprennent deux étapes : une phase d'induction dont le but est d'obtenir la rémission complète hématologique (RCH), suivie d'une phase de consolidation et éventuellement d'intensification ou d'entretien pour maintenir la RCH.

La rémission complète hématologique correspond à la disparition de tous les signes cliniques et biologiques (hémogramme et myélogramme) présents initialement et est définie par les critères suivants :

– un taux de blastes médullaires inférieur à 5% ;

– un nombre absolu de polynucléaires neutrophiles sanguins supérieur à 1,5 G/L ;

– une numération plaquettaire supérieure à 150 G/L.

Malgré le traitement, seulement 20 à 30% des patients obtiennent une rémission à long terme. Il a été démontré qu'après 3 ans de rémission complète, la probabilité de survenue de rechute diminue drastiquement pour atteindre un taux inférieur à 10%[82]. La majorité des patients meurent de leur maladie soit par non obtention de RC soit à cause de rechute de la LAM. La rechute est due à la persistance d'un petit nombre de cellules leucémiques résiduelles résistantes à la chimiothérapie, indétectables par les techniques conventionnelles cytologiques mais gardant leur potentiel prolifératif, et qui correspondent à la maladie résiduelle.

## Chimiothérapie

### Induction

La chimiothérapie d'induction vise à réduire la masse tumorale de cellules leucémiques jusqu'à un seuil non détectable, de façon à restaurer une hématopoïèse normale. Elle est instituée dès le diagnostic et peut être retardée de quelques jours en cas d'infection sévère. En dehors de la leucémie aiguë promyélocytaire (LAM M3) pour laquelle on dispose d'un traitement spécifique (acide tout-trans-rétinoïque ou ATRA) permettant l'obtention d'excellentes réponses thérapeutiques, le traitement habituel des LAM consiste en l'association d'une anthracycline par voie parentérale de J1 à J3, daunorubicine ou idarubicine, et de cytosine-arabinoside (Ara-C) en perfusion continue de J1 à J7. Ce type de chimiothérapie est suivie d'une phase d'aplasie durant de 3 à 4 semaines et d'une restauration d'une hématopoïèse en rémission cytologique (RC) dans 70 à 80% des cas chez les patients âgés de moins de 50 ans, le plus souvent après un seul cycle, mais dans 50% des cas après 65 ans. La fonte blastique, c'est à dire la disparition des blastes leucémiques, a une grande importance pronostique. En cas de sortie blastique d'aplasie, un deuxième cycle est nécessaire.

### Consolidation

La chimiothérapie de consolidation a pour objectif de prolonger la rémission complète en réduisant la masse de cellules leucémiques résiduelles. C'est une chimiothérapie utilisant les mêmes drogues à dose identique ou plus faible qu'à l'induction, comportant 1 à 3 cycles espacés de 4 à 6 semaines. L'intérêt d'utiliser la cytosine-arabinoside (Ara-C) à fortes doses a été démontrée[83]. Le bénéfice de cette consolidation est d'autant plus important que le patient est plus jeune.

## Entretien

Elle n'a pas lieu d'être chez le sujet jeune ayant reçu consolidation et intensification. Chez le sujet âgé, elle augmente la durée de la RC. Elle comporte pendant 3 ans des cycles mensuels associant habituellement daunorubicine et Ara-C. Ce traitement d'entretien est habituellement compatible avec une vie ambulatoire.

## Allogreffe de cellules souches hématopoïétiques

Elle représente le meilleur traitement de la LAM de novo et le seul traitement pouvant induire une guérison. Les allogreffes sont réalisées après conditionnement par association d'une chimiothérapie à haute dose et d'une irradiation corporelle totale. Les résultats sont d'autant meilleurs que la greffe est faite précocement. En dehors des LAM avec cytogénétique favorable (inv(16), t(8;21) ou t(15;17)), on obtient un plateau de survie à 60% à 2 ans pour une greffe en première RC (RC1), à 20% à 3 ans pour une greffe en deuxième RC (RC2). Les causes de décès après greffe sont les rechutes et les complications liées à la greffe (réaction du greffon contre l'hôte, pneumonie interstitielle, déficit immunitaire...).

### Allogreffe géno-identique

Les indications d'allogreffes géno-identiques en RC sont stratifiées en fonction de l'âge et de facteurs de gravité retrouvés dans la littérature.

Les patients âgés de 15 à 35 ans, dans l'une des situation suivantes, sont allogreffés en RC1 chaque fois qu'ils ont un donneur géno-identique :
– leucocytose initiale supérieure à 100 G/L (sauf LAM avec t(8;21) ou inv(16)) ;
– cytogénétique autre que favorable (t(8;21) ou inv(16)) ;
– nécessité de plus d'une cure d'induction pour obtenir la RCH.

Les patients âgés de 36 à 50 ans, dans l'une des situations suivantes, sont allogreffés en RC1 chaque fois qu'ils ont un donneur géno-identique :
– leucocytose initiale supérieure à 100 G/L (sauf LAM avec t(8;21) ou inv(16)) ;
– cytogénétique défavorable, définie par la présence d'anomalies complexes ou l'une des anomalies suivantes : monosomie 5, monosomie 7, perte du bras long du chromosome 5, perte du bras long du chromosome 7 ou anomalie au locus 11q23 ;
– nécessité de plus d'une cure d'induction pour obtenir la RCH.

Les LAM avec cytogénétique favorable (inv(16), t(8;21) ou t(15;17)) ne sont greffées qu'en RC2.

### Allogreffe phéno-identique

Pour les patients âgés de 15 à 35 ans, une allogreffe phéno-identique ne sera envisagée que :

– chez les patients appartenant au groupe cytogénétique défavorable ou ayant nécessité de plus d'une cure pour l'obtention de la RC ;

– en cas de donneur totalement compatible (HLA-A, B, C, DP, DQ, DR) ;

– si la greffe est réalisable au plus tard dans les 6 mois suivant l'obtention de la RC.

Pour les patients âgés de 36 à 50 ans, il n'y a pas d'indication à l'allogreffe phéno-identique en RC1.

## Autogreffe de cellules souches hématopoïétiques

Plusieurs protocoles collaboratifs ont comparé l'efficacité des cures de chimiothérapie de consolidation à celle d'un traitement myéloablatif suivi d'autogreffe. L'autogreffe semble plus efficace que la chimiothérapie de consolidation en terme de survie sans rechute. Cet avantage est atténué par des difficultés plus importantes de traitement des rechutes après autogreffe, et la survie globale des patients est identique quel que soit le traitement de post-induction entrepris[84]. D'autres études ont montré que la survie sans rechute et la survie globale étaient identiques entre les patients traités par chimiothérapie et par autogreffe[85, 86].

Compte tenu du coût généralement reconnu comme supérieur de l'autogreffe par rapport à la chimiothérapie, aucun choix entre ces deux types de traitement ne peut faire l'objet de recommandations pratiques.

# Maladie résiduelle et dormance tumorale

## Définition

L'objectif du traitement dans les LAM est d'éradiquer toutes les cellules leucémiques. Le traitement d'induction donne un taux de rémission complète (RC) compris entre 70 et 95% selon les études, chez les malades de moins de 60 ans. Malgré le traitement de consolidation puis d'entretien, plus de la moitié des patients qui étaient en rémission cytologique vont rechuter. Cette rechute est due à la persistance d'un petit nombre de cellules leucémiques résiduelles résistantes à la chimiothérapie, indétectables par la cytologie conventionnelle mais gardant leur potentiel prolifératif, et qui correspondent à la maladie résiduelle. Tout l'enjeu de la surveillance de l'efficacité du traitement est alors de suivre la décroissance de cette masse tumorale, et de quantifier cette maladie résiduelle (MRD pour Minimal Residual Disease). Cette surveillance de la maladie résiduelle s'effectue à la fois sur les prélèvements sanguins et médullaires en utilisant les techniques de cytologie, cytogénétique conventionnelle et moléculaire, biologie moléculaire et cytométrie en flux. De cette façon, on peut identifier précocement la survenue d'une éventuelle rechute biologique de la maladie. On parle d'échec thérapeutique dès la réapparition des anomalies moléculaires ou cytogénétiques[87].

On considère que la masse tumorale au diagnostic représente environ $10^{11}$ à $10^{12}$ cellules leucémiques (*Fig.* 11). Dans les protocoles thérapeutiques actuels, la rémission complète est définie cytologiquement lorsqu'il persiste au myélogramme moins de 5% de cellules immatures après les traitements d'induction ou de consolidation, ce qui correspond à une masse tumorale encore importante (environ $10^{10}$ cellules leucémiques totales)[88]. Le défaut de sensibilité de la cytologie dans la détermination de la maladie résiduelle ne permet pas de différencier les patients très bons répondeurs qui ne rechuteront pas des répondeurs moyens chez qui le taux de rechute est plus important, et qui sont pourtant considérés en rémission par la cytologie.

Une évaluation plus sensible de la MRD permet d'adapter l'attitude thérapeutique afin d'améliorer sensiblement le pronostic du patient. La détection de cellules leucémiques persistantes pendant ou après le traitement (maladie résiduelle dite positive) conduit le clinicien à intensifier son traitement. De même, la mise en évidence d'une réapparition de cellules leucémiques (MRD négative redevenant positive) signe une rechute biologique avant même qu'elle ne soit cliniquement détectable. Cela permet de mettre en oeuvre plus précocement le traitement de ces rechutes.

Au-delà de la cytologie, nous disposons de techniques de plus en plus sensibles, permettant de détecter une masse tumorale de moins en moins importante. La cytogénétique conventionnelle (ou l'hybridation in situ) est, comme la cytologie, une technique qui manque de sensibilité dans la détermination de la maladie résiduelle, sensibilité de $10^{-2}$, c'est à dire 1 cellule anormale sur 100 cellules analysées. De plus, elle ne s'applique qu'aux formes avec anomalies détectables, soit environ 50% des cas. La biologie moléculaire permet d'abaisser le seuil de détection de la maladie résiduelle à des taux de l'ordre de $10^{-4}$-$10^{-5}$. Toutefois, environ 10% des patients atteints de LAM ne peuvent être suivis en biologie moléculaire faute de marqueurs mis en évidence. Pour ceux-ci, les techniques de cytométrie en flux peuvent être utilisées, avec une sensibilité voisine de $10^{-4}$.

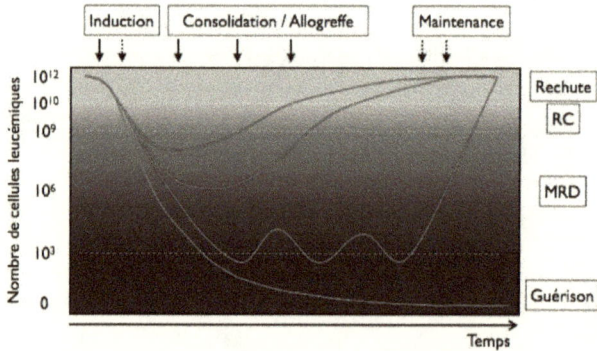

FIGURE 11: Evolution de la masse tumorale en fonction du temps et du traitement
La ligne verte correspond à une réduction importante de la masse tumorale, éventuellement jusqu'à guérison complète.
Les lignes rouges indiquent différents cas de rechute plus ou moins précoce. Trois seuils (lignes pointillées) délimitent quatre zones en terme de maladie résiduelle. De haut en bas : une zone correspondant à un taux de blastes médullaires similaire à celui du diagnostic, il s'agit de la rechute ; une zone correspondant à la présence de 1 à 5% de blastes en cytologie médullaire, définissant la rémission complète hématologique (RC) ; une vaste zone correspond à des taux de maladie résiduelle détectables en cytométrie en flux ou en biologie moléculaire (MRD) ; et enfin une zone où la maladie résiduelle n'est plus détectable par les techniques de CMF ou de biologie moléculaire.

## Biologie moléculaire et maladie résiduelle

Les techniques de biologie moléculaire applicables et validées pour déterminer la maladie résiduelle chez les patients atteints de LAM ne cessent de progresser. Tout d'abord, les patients présentant une translocation chromosomique caractéristique de leurs cellules leucémiques (t(8 ;21), inv(16), t(15 ;17)) peuvent être facilement suivis en quantifiant par PCR quantitative en temps réel (RQ-PCR) le transcrit de fusion correspondant (AML1-

ETO, CBFß-MYH11, PML-RAR$\alpha$), et ce avec une très bonne sensibilité de l'ordre de $10^{-5}$[89]. Une maladie résiduelle positive après les différentes phases du traitement permet d'identifier les patients à risque plus élevé de rechute. En effectuant ces techniques de façon suffisamment régulière au cours du traitement, il devient possible de détecter une réascension des taux de transcrits, synonyme de rechute moléculaire. Cette rechute moléculaire, en l'absence de traitement adapté, conduit inexorablement à une rechute clinique. Ainsi, de nombreuses études ont montré que l'évaluation de la maladie résiduelle par les transcrits de fusion avait un impact pronostique très important[90, 91]. La limite de cette méthode réside dans le fait que seulement 30% des patients atteints de LAM présentent ce type d'anomalie (transcrits de fusion). D'autres marqueurs moléculaires ont dû être recherchés afin d'étendre ces techniques de biologie moléculaire dans le suivi de la maladie résiduelle à un plus grand nombre de malades.

Parmi ces autres marqueurs, on retrouve les mutations du gène *NPM1*. De la même façon que les transcrits de fusion, il a été montré qu'il était possible de suivre par RQ-PCR la maladie résiduelle des patients présentant cette mutation. En cas de maladie résiduelle positive, l'impact pronostique est, là encore, important[92].

D'autres marqueurs moléculaires ont été étudiés et validés dans le suivi de la maladie résiduelle en biologie moléculaire, tels que la surexpression du gène *EVI1*[93], du gène *WT1*[94], les transcrits de fusion impliquant le gène *MLL*[95]. Enfin, d'autres marqueurs moléculaires sont à l'étude. L'objectif ultime est de pouvoir suivre la maladie résiduelle par biologie moléculaire chez l'ensemble des patients atteints de LAM, quelles que soient les anomalies moléculaires qu'ils présentent.

## Cytométrie en flux et maladie résiduelle : LAIP

Malgré le développement incessant de la biologie moléculaire dans le domaine du suivi de la maladie résiduelle, il persiste actuellement de nombreux cas dans lesquels aucun marqueur moléculaire n'est disponible pour effectuer le suivi de la maladie résiduelle. Etant donné l'impact pronostique important que peut avoir une maladie résiduelle positive dans l'évolution de la maladie, il a donc été nécessaire de développer une autre méthode, de sensibilité équivalente à celle de la biologie moléculaire, de détection de la maladie résiduelle. Cette méthode est la cytométrie en flux multiparamétrique.

La cytométrie en flux permet, par l'étude de l'expression des antigènes membranaires et/ou intracytoplasmiques, de différencier les cellules leucémiques de leurs équivalents normaux. Bien qu'il ait été proposé un immunophénotype de cellules souches leucémiques (CSL) (CD34$^+$ CD38$^-$ CD90$^-$ CD123$^+$ CD96$^+$ CLL-1$^+$[45, 96, 97, 98, 99, 100]), il n'existe pas à ce jour de marqueur spécifique de cellule leucémique utilisable en routine. Cependant, les cellules leucémiques présentent fréquemment des immunophénotypes aberrants dits «

Leukemia-associated Aberrant ImmunoPhenotypes (LAIP) », et ce dans environ 80% des cas[101]. C'est sur ces LAIP que repose la détection de la maladie résiduelle par cytométrie en flux.

Les LAIP correspondent soit à des expressions aberrantes d'antigènes de la lignée lymphoïde : CD7, CD56, CD2, CD19, CD5, CD10 et CD20, soit à l'hyperexpression d'un antigène tel que CD33, soit à la perte d'expression d'un antigène normalement exprimé lors de la différenciation granulocytaire ou monocytaire tel que HLA-DR ou CD13, soit à l'expression asynchrone d'antigènes, c'est-à-dire la co-expression d'antigènes qui sont exprimés séquentiellement mais pas simultanément lors de la différenciation myélomonocytaire, par exemple la co-expression du CD15 avec le CD33 ou du CD34 avec le CD65.

Au diagnostic, un LAIP peut être exprimé sur l'ensemble des cellules mais parfois l'expression d'un LAIP ne concerne qu'une fraction de cellules (*Fig.* 12). Les cellules d'une même population leucémique peuvent également exprimer plusieurs LAIP différents, mettant en exergue l'hétérogénéité phénotypique de la population leucémique chez certains patients.

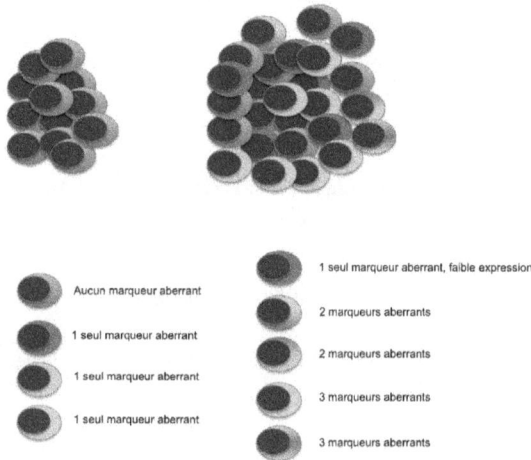

FIGURE 12: Hétérogénéité immunophénotypique de la population leucémique
A gauche : Absence de LAIP sur les cellules leucémiques
A droite : Présence de plusieurs LAIP, résultant de l'expression d'un ou plusieurs marqueurs aberrants

Les cellules leucémiques exprimant un LAIP peuvent être suivies au cours du temps, permettant ainsi l'évaluation de la maladie résiduelle en cytométrie en flux. En effet, il a été montré que, exceptés de rares cas, le LAIP présent au diagnostic était détectable en situation de rechute, même si parfois il n'est présent que sur 10% des cellules leucémiques et avec une intensité pouvant différer de celle observée au diagnostic[102]. De plus, un LAIP peut apparaître uniquement à la rechute du fait de l'expansion d'un phénotype très minoritaire indétectable au diagnostic. Dans près de 3 cas sur 4, au moins un LAIP présent au diagnostic est retrouvé lors de la rechute[103]. Pour obtenir une sensibilité suffisante pour détecter en situation de maladie résiduelle les cellules leucémiques exprimant un LAIP, les cellules médullaires sont marquées à l'aide de 3 ou 4 marqueurs différents associés au CD45. Actuellement, les groupes français d'étude des LAM (ALFA et GOELAMS) étudient, dans une étude commune dans le cadre du STIC 2006 (programme de Soutien aux Technologies Innovantes et Coûteuses), l'impact pronostique de la maladie résiduelle dans les leucémies aiguës et comparent les performances de la biologie moléculaire et de la cytométrie en flux. Le but de cette étude est de déterminer entre les deux méthodes la moins coûteuse et la plus informative pour aider à la décision thérapeutique. L'objectif, en terme de sensibilité, est de pouvoir détecter une diminution de 3 log du nombre de blastes médullaires.

## Notion de dormance tumorale

La dormance tumorale se définit par la persistance des cellules tumorales dans l'hôte sans induire de progression tumorale. Cette dormance tumorale se traduit cliniquement par la persistance de la tumeur résiduelle dans l'organisme des patients, aboutissant à la rechute, parfois longtemps après le diagnostic et le traitement. La dormance tumorale a été décrite dans les tumeurs solides, tels que les mélanomes, les cancers du sein, les carcinomes rénaux. C'est également un phénomène observé communément dans les hémopathies malignes. Par exemple, les lymphomes de bas grade peuvent rester des années en partielle ou complète rémission avant de progresser plusieurs années après le diagnostic[104]. Des rechutes tardives peuvent être observées chez des patients atteints de LAM et la maladie résiduelle reste fréquemment détectable en rémission clinique complète. De la même façon, des progéniteurs hématopoïétiques malins peuvent persister chez des patients atteints de leucémie myéloïde chronique en rémission cytogénétique complète malgré le traitement par imatinib mésylate, et le transcrit de fusion BCR-ABL est retrouvé dans des cellules médullaires de patients des années après transplantation allogénique de moelle osseuse[105]. Identifier parmi la population blastique initiale les cellules susceptibles d'être dormantes ou de le devenir est donc capital pour déterminer parmi les patients ceux susceptibles de rechuter, pour cibler le suivi de la maladie résiduelle et enfin à plus long terme pour cibler de nouvelles thérapeutiques.

### Données expérimentales

Cette phase de dormance leucémique, jusqu'ici très difficile à étudier chez les patients, a pu être modélisée expérimentalement. En hématologie, le modèle le plus étudié à ce jour est un modèle de dormance tumorale de lymphome murin BCL1 (B-cell Lymphoma 1)[106, 107].

Dans ce modèle, la dormance est induite par immunisation préalable de souris par une immunoglobuline dérivée de BCL1 pour générer une réponse immune anti-idiotype qui permet de bloquer partiellement le cycle cellulaire et l'apoptose. Les cellules dormantes restent malignes. En effet, leur réinjection dans un hôte naïf est à l'origine du développement du lymphome. Il a été également montré que les lymphocytes T CD8$^+$ et l'interféron gamma, en coopération avec l'immunité humorale, jouent un rôle dans la dormance tumorale[108]. Ces données expérimentales suggèrent que les cellules lymphomateuses peuvent persister dans l'hôte lorsqu'un équilibre s'établit entre la réponse immunitaire de l'hôte, au moins partiellement médiée par les lymphocytes T, et la prolifération tumorale. Le principal obstacle à l'application de ce modèle aux autres hémopathies malignes, en particulier myéloïdes, réside dans le fait que seules les cellules lymphoïdes expriment à leur surface des immunoglobulines.

Il a été développé dans le laboratoire un modèle murin syngénique de leucémie à partir de cellules DA1-3b dans une souris C3H dans lequel un nombre limité de cellules était à l'origine du développement d'une leucémie myéloïde aiguë. La lignée cellulaire DA1 est une lignée de progéniteurs myéloïdes immatures indépendants de l'interleukine 3 (IL3) issue de moelle osseuse de souris C3H[109]. L'expression ectopique de la protéine p210$^{BCR/ABL}$ dans les cellules DA1 (nommées alors DA1-3b) induit une prolifération cellulaire indépendante de l'IL3 *in vitro* et une activation de la voie NF-$\kappa$B[110]. L'injection de ces cellules DA1-3b dans des souris C3H âgées de 10 semaines entraîne la mort rapide de tous les animaux pour des quantités de cellules injectées de $10^4$ et plus, avec peu de variabilité entre les animaux. L'injection de $10^3$ cellules DA1-3b entraîne un développement plus lent de la leucémie avec un taux de survie spontanée de 15% et des durées de survie variables selon les souris, jusque 100 jours après injection[111]. Les souris peuvent survivre jusqu 1 an, et la maladie résiduelle reste alors encore détectable, à un taux faible. La réinjection à des hôtes naïfs de cellules isolées de souris sacrifiées à 1 an après l'injection initiale de DA1-3b est à l'origine du développement d'une leucémie aiguë myéloïde chez l'hôte[112]. Les cellules leucémiques persistantes conservent donc leur potentiel leucémogène, et l'état de dormance tumorale des cellules leucémiques chez l'hôte initial résulte donc d'un équilibre entre la prolifération des cellules tumorales et la réponse immune de l'hôte.

### Facteurs impliqués

Le rôle de la réponse immunitaire médiée par les lymphocytes T CD8$^+$ cytotoxiques dans l'établissement de la dormance tumorale a déjà été suggéré par Farrar *et al* [108]. En se basant sur le modèle murin précédemment décrit, des lymphocytes T cytotoxiques (CTLs) spécifiques des cellules leucémiques DA1-3b ont pu être isolés et étudiés. Il a été montré que les cellules leucémiques DA1-3b persistantes chez la souris 1 an après l'injection avaient une sensibilité à la lyse médiée par les CTLs et une capacité à les stimuler (sécrétion d'interféron-gamma et de TNF-$\alpha$ ) inversement proportionnelles au temps passé dans l'hôte[112].

Pour expliquer ce phénomène, les recherches se sont ciblées sur les molécules B7-H1 (appelé également PD-L1) et B7.1, molécules connues pour leur capacité à moduler l'activation lymphocytaire T. Ces deux molécules appartiennent à la famille B7 et ont pour ligand PD1, un membre de la famille CD28[113, 114]. B7-H1 est capable d'interagir avec son récepteur sur le CTL et de promouvoir sa mort cellulaire. La surexpression de B7-H1 apparaît donc comme un mécanisme potentiel d'échappement des cellules leucémiques à la lyse médiée par les CTLs. Saudemont *et al* ont montré que l'expression de B7-H1 était augmentée dans les cellules leucémiques persistantes par rapport aux cellules leucémiques initialement injectées et que cette augmentation était proportionnelle au temps passé dans l'hôte. De plus, le blocage de B7-H1 par un anticorps spécifique rétablissait la lyse médiée par les CTLs alors que le blocage spécifique du récepteur de B7-H1, PD1, n'avait aucun effet sur les CTLs[112].

De la même façon, il a été montré une diminution progressive d'expression du gène SOCS1 (Suppressor Of Cytokine Signaling 1) et une dérégulation de la voie JAK/STAT. Cette diminution d'expression génique résulte en fait d'une méthylation du gène SOCS1 dans les cellules leucémiques dormantes. De plus, il a été montré qu'il existait une résistance croisée à l'apoptose par un mécanisme autocrine avec une surproduction d'IL3 par les cellules dormantes[115].

# Objectifs de l'étude

**Hétérogénéité clonale.** Les LAM représentent un groupe d'hémopathies très hétérogènes tant par leurs modes de présentation que par leurs pronostics et leurs potentiels évolutifs. Ces hémopathies ont donc été classées en prenant compte les informations provenant de l'ensemble des outils biologiques à disposition afin de déterminer des groupes de patients les plus homogènes possibles. La biologie moléculaire, en particulier, par l'identification de mutations génétiques, a permis d'identifier des sous-groupes pronostiques. Malgré cela, il existe encore de grandes disparités au sein des groupes pronostiques, en particulier au sein du groupe de pronostic intermédiaire.

En identifiant des sous-populations différentes (plusieurs LAIP au diagnostic), l'immuno-phénotypage montre qu'il existe une réelle hétérogénéité phénotypique de la population leucémique. De plus, la présence de certains LAIP a été associée à des anomalies géné-tiques, telles que l'association des LAIP CD19 et CD56 avec les LAM avec t(8 ;21)[116, 117] et l'association du LAIP CD7 avec les mutations du gène *CEBPA*[118, 119] ou avec l'inv(3)(q21 ;q26.2)[120, 121]. Il est légitime de penser qu'une hétérogénéité génotypique puisse être à l'origine de cette hétérogénéité phénotypique.

A ce jour, l'hétérogénéité génotypique d'une même population leucémique n'a pas été clairement identifiée. Il existe de rares cas rapportés dans lesquels les auteurs mettent en évidence à l'aide d'études cytogénétiques plusieurs clones au diagnostic de la LAM[122]. Reste à préciser si la présence de plusieurs clones leucémiques détectés par cytogénétique indique une réelle biclonalité leucémique ou une origine commune à partir d'un clone avec anomalies cytogénétiques cryptiques. Ces anomalies cytogénétiques engendreraient des sous-clones (avec acquisition secondaire d'anomalies différentes) évoluant en parallèle au sein de la population blastique. D'autre part, aucune étude n'a mis en évidence la relation entre hétérogénéité immunophénotypique et hétérogénéité génotypique.

**Objectifs de l'étude.** L'objectif de ce travail est d'individualiser et de caractériser les différentes sous-populations blastiques et de déterminer leur profil phénotypique et géno-typique, au diagnostic de la LAM et lors de l'évaluation de la maladie résiduelle (MRD) et lors d'une éventuelle rechute. L'enjeu ultime est alors de déterminer les facteurs participant au phénomène de dormance tumorale parmi les sous-populations blastiques initiales.

Ce travail se déroule en trois étapes. La première étape est la mise au point des conditions de tri en FACS (Fluorescence-Activated Cell Sorting) des sous-populations de blastes de LAM, en se basant sur l'expression de LAIP, au diagnostic et en rémission complète. La deuxième est d'établir si les différentes sous-populations observées en cytométrie de flux définissent des sous-clones génomiquement différents en utilisant des méthodes de CGH-array (Comparative Genomic Hybridization Array). La troisième étape est de comparer ces différentes sous-populations en terme d'expression de facteurs potentiels de dormance tumorale en se basant sur des différences fonctionnelles (quiescence, prolifération).

# Matériels et Méthodes

## Patients et échantillons

Les échantillons médullaires proviennent de patients hospitalisés dans les services des maladies du sang et d'hématologie pédiatrique du centre hospitalo-universitaire de Lille. Il s'agit de prélèvements médullaires réalisés sur tube EDTA (acide éthylènediamine tétraacétique) à visée diagnostique ou dans le cadre du suivi de la maladie, soit d'origine sternale soit d'origine iliaque.

Les échantillons sont traités selon les protocoles en date du prélèvement dans le secteur de cytométrie en flux du laboratoire d'hématologie. Un immunophénotypage des cellules leucémiques est réalisé selon le panel 4 ou 5 couleurs proposé par le STIC 2006 (*Annexe* 1). Après incubation, lyse des érythrocytes et lavage, les cellules sont analysées sur le cytomètre en flux (FC500®, Beckman Coulter™). Les données sont ensuite analysées sur le logiciel CXP® (Beckman Coulter™) ou FlowJo® pour identifier et quantifier le ou les LAIP parmi la population leucémique.

Les cellules non utilisées pour le phénotypage sont congelées à -80°C en diméthylsulfoxyde (DMSO, Euromedex®) après isolement des cellules mononucléées par gradient de Ficoll (Eurobio®) et lavage en RPMI-SVF (1% de sérum de veau fœtal (SVF, Biowest®) dans du RPMI 1640 sans glutamine (SIGMA®)).

Les patients inclus dans ce travail sont sélectionnés rétrospectivement sur la présence au diagnostic d'au moins un LAIP. De plus, sont sélectionnés uniquement les patients pour qui des cellules ont pu être congelées (-80°C en DMSO) en nombre suffisant lors du diagnostic ou du suivi. Pour ces patients, les cellules sont décongelées, lavées et remises en suspension en RPMI-SVF puis comptées sur un automate de numération XS-800i® (Sysmex™). Dans certains cas, le tri de cellules par cytométrie en flux est effectué sur cellules fraîches, après isolement des cellules mononucléées par gradient de ficoll.

## Tri des cellules par cytométrie en flux

### Préparation des échantillons

Les cellules sont marquées par des anticorps monoclonaux couplés à un fluorochrome, marquage dépendant du LAIP à analyser. Pour chaque échantillon, les blastes myéloïdes sont repérés par le phénotype CD34$^+$ CD117$^+$ et les lymphocytes témoins sur le phénotype CD34$^-$ CD117$^-$ CD3$^+$ ou sur le phénotype CD34$^-$ CD117$^-$ CD2$^+$ . Selon le LAIP à isoler, on rajoute un ou deux marqueurs supplémentaires parmi le CD2, le CD7, le CD56, le CD19 ou le CD65 pour définir des sous-populations phénotypiques dans la population de blastes myéloïdes (CD34$^+$ CD117$^+$). Les différents anticorps monoclonaux sont couplés à la fluorescein isothiocyanate (FITC), à la phycoerythrin (PE), à la PE-Cyanine5 (PE-Cy5 ou PC5), à la PE-Cyanine7 (PE-Cy7 ou PC7) ou l'allophycocyanine (APC) (*Tab.* 2). Pour un patient, le tri a été effectué sur des cellules marquées à la membrane par les anticorps correspondant au LAIP et en intra-cytoplasmique par un anticorps anti-Ki67 couplé au FITC (cf infra). Après incubation à 4°C pendant 30 min à l'obscurité d'environ $10^6$ cellules par tube de marquage en présence des anticorps monoclonaux et de PBS-SAB, puis lavage des cellules (centrifugation à 430g pendant 5 min), les cellules sont remises en suspension en PBS, puis triées en cytométrie en flux.

| Anticorps | Clone | Isotype | Fournisseur |
|-----------|-------|---------|-------------|
| CD34-PC5 | 581 | IgG1 | IOTest® |
| CD34-PC7 | 581 | IgG1 | IOTest® |
| CD117-PE | 104D2 | IgG1 | Dako® |
| CD2-PC7 | 39C1.5 | IgG2a | IOTest® |
| CD7-FITC | M-T701 | IgG1 | BD® |
| CD7-PC7 | 8H8.1 | IgG2a | IOTest® |

| Anticorps | Clone | Isotype | Fournisseur |
|-----------|-------|---------|-------------|
| CD19-PC5 | J3-119 | IgG1 | IOTest® |
| CD56-PC7 | N901 (NKH-1) | IgG1 | IOTest® |
| CD65-FITC | 88H7 | IgM | IOTest® |
| CD3-FITC | UCHT1 | IgG1 | IOTest® |
| CD3-APC | UCHT1 | IgG1 | IOTest® |
| Ki67-FITC | SP6 | IgG1 | Abcam® |

TABLE 2: Anticorps monoclonaux utilisés

Liste des différents anticorps monoclonaux couplés à des fluorochromes utilisés pour le marquage cellulaire.

## Trieur par cytométrie en flux

**Principe général de la cytométrie en flux.** Le principe de la cytométrie en flux (CMF) est d'effectuer une analyse multiparamétrique de cellules individualisées (*Fig.* 13). Les cellules sont préalablement marquées à l'aide de marqueurs membranaires couplés à des fluorochromes. La CMF utilise un principe de mécanique des fluides pour faire défiler les cellules les unes derrière les autres, permettant de les analyser individuellement. Ce principe est appelé hydrofocalisation. La suspension cellulaire est alors injectée au centre d'une buse dans laquelle un liquide appelé « liquide de gaine » (ou *sheath*, généralement du PBS) est poussé avec une pression plus ou moins élevée, qui va déterminer la vitesse de défilement des cellules. A la sortie de la buse se trouve un orifice réduit et parfaitement calibré d'où va pouvoir jaillir la gaine de liquide, de diamètre équivalent à celui de l'orifice de la buse et dont la vitesse peut atteindre plusieurs mètres par seconde. Cette gaine de liquide forme un flux laminaire au centre duquel les cellules vont être transportées.

En aval de la focalisation hydrodynamique, l'analyse des cellules est rendue possible par le biais d'une source d'excitation lumineuse venant frapper les cellules, induisant l'émission de fluorescence des fluorochromes utilisés pour le marquage cellulaire. Cette source d'excitation lumineuse provient d'un laser, ayant l'avantage de dispenser une lumière monochromatique, facile à focaliser précisément par le jeu de lentilles et de prismes.

Lorsque les cellules circulant dans la gaine de liquide sont frappées par le faisceau laser, les marqueurs fluorescents fixés à leur surface absorbent l'énergie provenant du faisceau laser, et réémettent une fluorescence de longueur d'onde spécifique du fluorochrome. Ces signaux lumineux sont alors collectés par un système optique pour être amenés jusqu'aux photodétecteurs. De l'interaction entre le faisceau et les particules résultent des signaux lumineux de plusieurs natures. Tout d'abord, la diffusion des signaux aux petits angles (*forward scatter* ou FSC) est collectée dans l'axe du faisceau laser et correspond à la diffraction du faisceau par la particule. Cette diffraction donne un indice sur la taille de la particule. La diffusion aux grands angles (*side scatter* ou SSC) est collectée dans un axe de 90° par rapport à celui du faisceau laser. Elle correspond à des phénomènes de diffusion, de réflexion et de réfraction donnant des indications sur la structure interne des cellules (granularité, rapport nucléocytoplasmique). Enfin, la fluorescence des cellules excitées par le faisceau laser (ou l'autofluorescence des cellules elles-mêmes) est collectée également à 90°. Elle est fonction essentiellement du marquage fluorescent utilisé pour étudier les cellules.

Les signaux sont collectés et dirigés vers les détecteurs grâce au banc optique (combinaison de lentilles de collection, de miroirs dichroïques et de filtres). C'est ce banc optique qui permettra de filtrer parmi l'ensemble du spectre lumineux collecté les longueurs d'onde d'émission spécifiques d'un fluorochrome donné.

Le signal lumineux est ensuite traité pour être transformé en signal électrique par le biais de photomultiplicateurs (PMT), puis digitalisé par le biais d'un analyseur multicanaux et enfin traité par ordinateur, permettant son analyse par l'utilisateur.

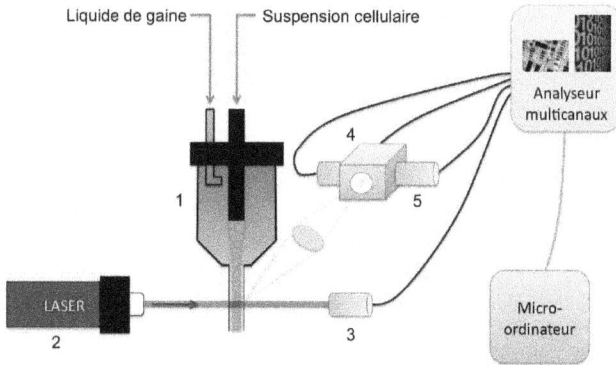

FIGURE 13: Principe général de la cytométrie en flux

A la sortie de la buse d'hydrofocalisation (1), un faisceau LASER (2) va exciter les fluorochromes couplés à des anticorps fixés aux antigènes membranaires à analyser. Les fluorochromes vont alors émettre une fluorescence. Ce signal lumineux est alors collecté par un système optique et être conduit aux photodétecteurs (photodiode pour les signaux de diffusion à petit angle (FSC) (3), et photomultiplicateurs (PMT) (5) pour les signaux de diffusion à grand angle (SSC) et les fluorescences émises par les cellules excitées via un banc optique (4)). Le signal lumineux est enfin digitalisé par le biais d'un analyseur multicanaux et traité par ordinateur permettant son analyse par l'utilisateur.

**Principe du tri par cytométrie en flux.** Il existe deux types de tri par cytométrie en flux : le tri mécanique et le tri par déflection de gouttes. Le trieur utilisé dans notre étude repose sur le principe de tri par déflection de gouttes (*Fig.* 14). Pour ce type de tri, la buse d'où sort le jet est soumise à une vibration de faible amplitude mais de haute fréquence, induite par un quartz piézo-électrique. Cette vibration a pour but de fragmenter le jet contenant les cellules à trier en gouttelettes, à une distance plus ou moins grande de la buse, en fonction des réglages de fréquence et d'amplitude. Lorsqu'une cellule analysée est classée dans une fenêtre de tri, l'appareil soumet le jet à une impulsion électrique au moment où cette cellule arrive à l'extrémité du jet non fractionné. L'excès de charge (+ ou -) résultant est conservé par la gouttelette contenant la cellule après s'être séparée du jet initial. En passant ensuite entre deux plaques à haute tension, cette gouttelette est déviée en fonction de sa charge pour être collectée dans un tube disposé à cet effet.

Le réglage du tri est précis et conditionne à la fois la pureté et le rendement. Il consiste tout d'abord à obtenir, en modulant l'amplitude et plus particulièrement la fréquence, un fractionnement du jet parfaitement stable. L'opération est contrôlée par le biais d'une caméra associée à un éclairage stroboscopique. Ensuite, une mesure de la distance séparant le point d'analyse et l'extrémité du jet non fractionné, appelée retard de charge ou drop delay, est introduite dans l'appareil par l'opérateur, et convertie en temps. Ce délai est appliqué entre l'instant où une cellule est détectée comme « à trier », et l'instant où l'impulsion de charge du jet va permettre de charger la gouttelette contenant cette cellule. Il est par conséquent fondamental que le niveau de fractionnement du jet soit d'une stabilité absolue. Une légère dérive pourra être corrigée par l'opérateur en jouant sur l'amplitude. Certains appareils permettent une surveillance du jet, avec correction automatique.

Cette technique offre la possibilité de faire du tri à des vitesses de passage des cellules très rapides (jusqu'à 70 000 événements par secondes). La plupart des appareils peuvent trier simultanément deux populations cellulaires (tri deux voies), mais certains peuvent trier jusqu'à quatre populations différentes (tri quatre voies). Les cellules peuvent être récoltées dans tout type de contenant : du tube de 15 mL au puits d'une plaque 96 puits, en passant par une lame de verre.

Les réglages de paramètres de tri par déflection doivent être précis. Ce type de tri cellulaire est une des applications les plus complexes de la cytométrie en flux.

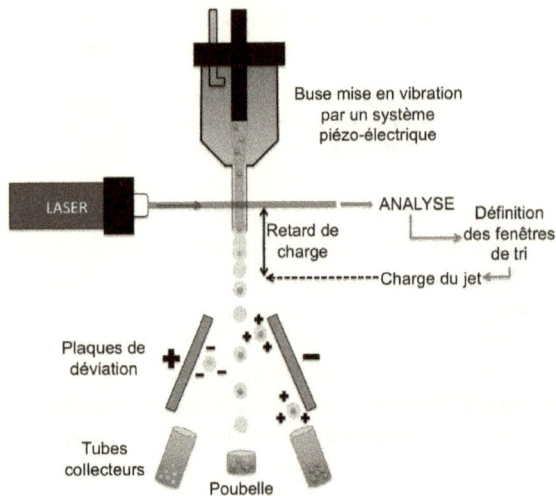

FIGURE 14: Principe du tri par déflection de gouttes

La buse d'où sort le jet est soumise à une vibration de faible amplitude mais de haute fréquence, induite par un quartz piézo-électrique. Cette vibration a pour but de fragmenter le jet contenant les cellules à trier en gouttelettes, à une distance plus ou moins grande de la buse. Lorsqu'une cellule analysée est classée dans une fenêtre de tri, l'appareil soumet le jet à une impulsion électrique au moment où cette cellule arrive à l'extrémité du jet non fractionné. L'excès de charge (+ ou -) résultant est conservé par la gouttelette contenant la cellule après qu'elle se soit séparée du jet initial. En passant ensuite entre deux plaques à haute tension, cette gouttelette est déviée en fonction de sa charge pour être collectée dans un tube disposé à cet effet.

**Procédure du tri cellulaire.** Le tri cellulaire est effectué sur un trieur par cytométrie en flux, un FACS ARIA II SORP® (Becton Dickinson™ (BD™)) équipé de 3 lasers (488nm, 633nm et 407nm) dans un laboratoire de niveau de sécurité P2. Le liquide de gaine utilisé est le liquide recommandé par le fabricant (FACSFlow®). Avant de pouvoir effectuer le tri des cellules, le cytomètre nécessite de nombreux réglages. On utilise une configuration avec 2 lasers (488nm et 633nm) afin de récupérer les 5 fluorescences possibles associées à nos anticorps monoclonaux. La buse de tri utilisée a un diamètre de 85$\mu$m afin de réduire la pression à la sortie de l'orifice. Après allumage et stabilisation des lasers, un contrôle de qualité fourni par le fabricant (CST ou Cytometer and Setup Tracking) est effectué afin de vérifier le fonctionnement des photomultiplicateurs (PMT) et de calculer le laser delay. Après stabilisation du système fluidique, le réglage de la formation de la gouttelette de tri est réalisé. Ce réglage complété par le calcul automatique du « drop delay » (retard de charge) est capital pour obtenir de bonnes conditions de tri. Une fois le cytomètre réglé, une matrice de compensation est réalisée à partir de billes monomarquées (CompBeads®, BD™) dans chacune des couleurs utilisées pour le tri cellulaire. Le logiciel d'acquisition (FACS DiVa®, BD™) calcule alors automatiquement la matrice de compensation qui est ensuite appliquée à l'échantillon trié.

L'échantillon est alors prêt à être analysé. Une première acquisition d'environ 30 000 événements permet d'analyser l'immunophénotype des cellules et de positionner et de définir les populations qui seront triées (*Fig.* 15). Les populations triées correspondent aux blastes myéloïdes totaux (CD34$^+$) définis par le phénotype CD34$^+$ CD117$^+$, aux blastes myéloïdes exprimant un LAIP (LAIP), aux blastes myéloïdes n'exprimant pas de LAIP (Non LAIP) et aux lymphocytes témoins (Ly). Il faut ensuite définir le nombre de populations à trier (jusqu'à 4 populations maximum) et le nombre de cellules par tube en sortie de tri.

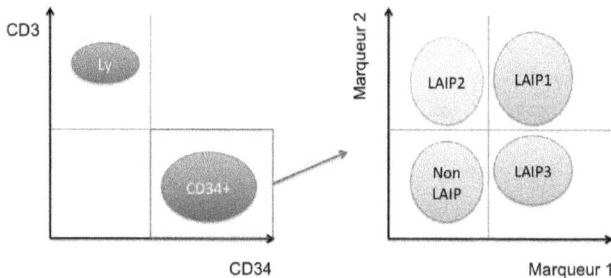

FIGURE 15: Repérage des populations à trier

La première étape consiste à séparer les cellules exprimant le CD34 (fraction CD34$^+$) des lymphocytes témoins (fraction Ly) (à gauche). Ensuite, on fenêtre l'analyse sur les cellules CD34$^+$ (à droite). On mesure la co-expression des marqueurs pouvant correspondre à un LAIP. On peut alors définir jusqu'à trois LAIP différents (fractions LAIP). Les cellules n'exprimant aucun des deux marqueurs correspond aux cellules n'exprimant aucun LAIP (fraction Non LAIP).

Pour tous les patients, les cellules sont récupérées directement en microtube puis ultra-centrifugées à 10 000 rpm pendant 5 min afin de constituer un culot sec pour extraction d'ADN. Selon le nombre de cellules et le patient, des cellules supplémentaires sont récupérées en PBS pour analyse en cytométrie en flux du cycle cellulaire sur chacune des populations triées. En cas de mise en culture en méthylcellulose des cellules triées, les cellules sont directement récupérées dans une solution de suspension cellulaire (Sérum de Veau Fœtal (SVF) 50% dans du Iscove's Modified Dulbecco's Media (IMDM)) au nombre de 10 000 cellules par fraction. Enfin, des spots de 500 cellules sont effectués sur lame pour analyse en cytogénétique moléculaire par FISH (Fluorescent In Situ Hybridization). Les lames sont soit congelées à -20°C soit directement utilisées pour réalisation de la FISH. Par ailleurs, sauf exception due à un trop faible nombre de cellules, chaque fraction triée est réanalysée sur le cytomètre en flux pour vérifier la pureté du tri.

## Fluorescent In Situ Hybridization (FISH)

**Principe.** L'hybridation fluorescente in situ (FISH) est une technique cytogénétique moléculaire reposant sur les capacités d'appariement de deux séquences nucléotidiques complémentaires. Cette technique a pour objectif de mettre en évidence des anomalies génomiques directement sur des cellules préalablement fixées sur lame de verre. En effet, les cellules à analyser doivent subir une étape de préparation, comprenant fixation des cellules, digestion enzymatique des constituants de la membrane cytoplasmique et enfin fixation des constituants nucléaires, et en particulier de l'ADN. On dépose ensuite une sonde fluorescente correspondant à la séquence complémentaire de l'ADN cellulaire que l'on veut analyser. Si cette séquence est présente dans l'ADN de la cellule, alors la sonde peut s'y fixer. Après lavage des lames permettant d'éliminer toute fixation sonde-ADN non spécifique, les lames sont lues à l'aide d'un microscope à épifluorescence permettant d'observer directement la fluorescence des sondes fixées.

Cette technique permet d'analyser spécifiquement une séquence cible de l'ADN d'une cellule. Selon la séquence composant cette sonde, on peut détecter sur ADN cellulaire des amplifications, des délétions, des anomalies du nombre de chromosomes et surtout des réarrangements chromosomiques tels que les translocations et les inversions chromosomiques.

**Procédure.** Dans notre étude, la cytogénétique moléculaire a pour objectif de vérifier si les cellules étudiées sont bien porteuses de l'anomalie cytogénétique caractérisant la LAM, autrement dit si elles sont bien clonales. On utilise ainsi cette technique de FISH pour confirmer la clonalité aussi bien des cellules issues des fractions triées que des cellules composant les colonies ayant poussé sur méthylcellulose. Il s'agit d'une technique de FISH interphasique. Après fixation (méthanol :acide acétique (3 :1)), puis lavage en PBS (phosphate buffer saline, 150 mM, pH=7.4), les lames sont incubées dans une solution d'acide chlorhydrique 0.01N avec 10% de pepsine (Sigma®) pendant 10 min à 37°C. Après lavage en PBS et déshydratation des lames en bains d'éthanol, l'hybridation des sondes est effectuée sur automate d'hybridation SlideBooster® (Olympus Advalytix™) selon les recommandations des fournisseurs de sondes (1μL de sonde, 7μL de tampon LSI et 2μL d'eau distillée) avec une hybridation pendant 18 à 24 heures à 37°C après une phase de dénaturation à 72°C pendant 2 min. Les lames sont ensuite lavées dans un bain de SSC (saline sodium citrate) 0.4X pendant 2 min à 73°C ±1°C puis dans un bain de SSC 2X à température ambiante pendant 1 min. Les lames sont alors déshydratées en bains d'éthanol. On contrecolore ensuite les lames par du DAPI (4'-6-diamino-2-phenylindole) dilué dans une solution d'antifading Vectashield®. Les lames sont montées et analysées au grossissement x50 à immersion sur un microscope à épifluorescence (Axioplan2®, Zeiss™) ou sur un microscope automatisé de lecture de lames de FISH, BioView®.

L'analyse de la clonalité des cellules issues des fractions triées est effectuée à partir de lames préparées de la façon suivante. Après avoir effectué en sortie de tri des spots de 500 cellules par lame, les lames sont soit congelées à -20°C pour étude ultérieure soit directement traitées selon la procédure précédemment décrite.

L'analyse de la clonalité des cellules issues des colonies ayant poussé sur méthylcellulose est effectuée à partir de lames préparées de la façon suivante. Les colonies sont observées au microscope inversé en lumière blanche afin de repérer les colonies bien isolées. On prélève la colonie sous contrôle visuel à l'aide d'une micropipette. On dispose les cellules dans un faible volume de PBS. Après centrifugation, on récupère le culot pour réaliser directement un spot sur la lame de verre.

Les sondes utilisées sont fonction de l'anomalie cytogénétique initiale des cellules leucé-
miques. Ce sont des sondes provenant de la société Vysis™ : LSI AML1/ETO Dual Color,
Dual Fusion Translocation Probe (LSI AML1 (21q22) SpectrumGreen et LSI ETO (8q22)
SpectrumOrange) ; LSI CBFß Dual Color, Break Apart Rearrangement Probe (5' CBFB
SpectrumRed et 3' CBFB SpectrumGreen) ; LSI D7S522/CEP 7 Probe (D7S522 Spectru-
mOrange et CEP 7 SpectrumGreen) ; CEP X/Y ($\alpha$) Probe (CEP X SpectrumGreen et
CEP Y SpectrumOrange) ; LSI MLL Dual Color, Break Apart Rearrangement Probe.

# CGH array

### Principe général

L'hybridation génomique comparative sur micropuces (CGH-array) repose sur le principe
de l'hybridation moléculaire compétitive entre ADN de référence et ADN test vis à vis de
fragments d'ADN génomiques clonés et fixés sur une lame de verre (*Fig.* 16). Ainsi, de
nombreux fragments d'ADN, le plus souvent des oligonucléotides, de séquences connues et
référencées, sont fixés sur une lame de verre avec une très grande précision. Les technologies
dans ce domaine ne cessant de progresser, les puces peuvent contenir de plus en plus de
sondes permettant ainsi une analyse pangénomique de l'ADN test avec une résolution
croissante dépendant du nombre de sondes distinctes fixées sur la lame. Cette technique
pangénomique permet alors de détecter les variations du nombre de copies de gènes de
l'ADN test (amplification ou délétion de gènes).

Le principe est simple et repose sur les propriétés d'hybridation de deux séquences nucléotidiques complémentaires. L'ADN test et l'ADN référence sont marqués à l'aide de deux
fluorochromes différents, la cyanine 3 et la cyanine 5 respectivement. Ces deux ADN sont
ensuite mis en compétition vis à vis de leur hybridation aux sondes fixées sur la micropuce.
Les micropuces sont ensuite lues à l'aide d'un scanner capable de capter chacune des deux
fluorescences et de déterminer leur intensité, et ceci pour chacun des spots et chacune des
sondes fixées. Si les deux ADN possèdent pour une sonde donnée le même nombre de copies
de séquence complémentaire (donc de gène), alors on observe une hybridation comparable
des deux ADN et donc un ratio de fluorescence, entre cyanine 3 et cyanine 5, proche de 1.
Si la région correspondant à la sonde fixée sur la micropuce est délétée pour l'ADN test,
alors on observe une fluorescence plus importante de la cyanine 5 (spot apparaissant rouge
pour cette délétion dans l'ADN test). De la même façon, une amplification d'une région
génique de l'ADN test apparaîtra en vert sur les spots correspondant (*Fig.* 16).

Enfin, un logiciel informatique permet de représenter graphiquement et d'analyser via des
outils statistiques la significativité des variations du nombre de copies de gènes observées
entre l'ADN test et l'ADN référence.

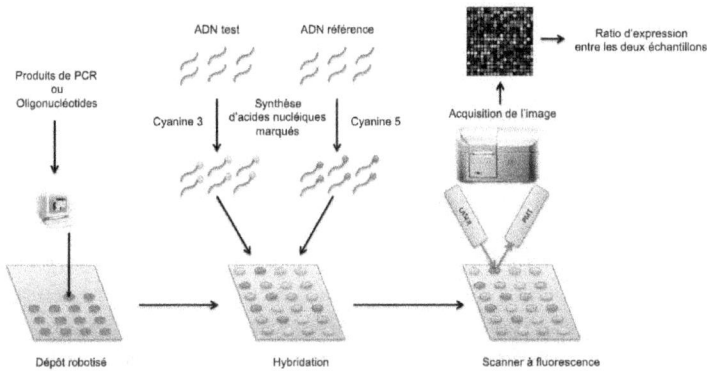

FIGURE 16: Principe général de l'hybridation génomique comparative sur micro-puce (CGH array)

Les ADN test et référence sont marqués à l'aide de la cyanine 3 (vert) et la cyanine 5 (rouge) respectivement. Ces deux ADN sont ensuite mis en compétition vis à vis de leur hybridation aux sondes fixées sur la micropuce. Les micropuces sont ensuite lues à l'aide d'un scanner capable de capter chacune des deux fluorescences via un photomultiplicateur (PMT) et de déterminer leur intensité, et ceci pour chacun des spots et chacune des sondes fixées. Si les deux ADN possèdent pour une sonde donnée le même nombre de copies de séquence complémentaire (donc de gène), alors on observe une hybridation comparable des deux ADN et donc un ratio de fluorescence, entre cyanine 3 et cyanine 5, proche de 1 (spot jaune). Si la région correspondant à la sonde fixée sur la micropuce est délétée pour l'ADN test, alors on observe une fluorescence plus importante de la cyanine 5 (spot rouge). Si la région correspondant à la sonde fixée sur la micropuce est amplifiée pour l'ADN test, alors on observe une fluorescence plus importante de la cyanine 3 (spot vert). Enfin, un logiciel informatique permet de représenter graphiquement et d'analyser via des outils statistiques la significativité des variations du nombre de copies de gènes observées entre l'ADN test et l'ADN référence.

## Extraction d'ADN et amplification pangénomique

Les ADN correspondant aux différentes fractions triées (LAIP, Non LAIP, CD34$^+$ et Ly) sont extraits avec le kit QIAmp® Blood Mini (QIAGEN™). La procédure du kit a été adaptée pour des échantillons peu cellulaires en optimisant les étapes de lyse (3 heures à 56°C) et d'élution en éluant avec un plus petit volume (2 élutions successives avec $20\mu L$ et $40\mu L$ de tampon AE). A noter qu'en absence de fraction CD34$^+$ triée, on utilise l'ADN extrait par le secteur de biologie moléculaire du laboratoire d'hématologie au diagnostic sur la moelle osseuse totale, extraction réalisée avec le même kit commercial QIAmp® Blood Mini (QIAGEN™). Après extraction, les ADN sont dosés en utilisant un spectrophotomètre, le Nanodrop® ND-1000 (Thermo Fisher Scientific™).

Pour pallier au problème de la faible quantité d'ADN extrait à partir de fraction triée contenant peu de cellules, on réalise une amplification pangénomique (WGA) en utilisant le kit GenomePlex® Complete Whole Genome Amplification (Sigma™). Ce procédé est basé sur une fragmentation aléatoire de l'ADN suivi d'une étape d'hybridation avec des amorces universelles. Puis, les étapes d'élongation et d'amplification des fragments d'ADN par PCR permettent d'amplifier l'ADN génomique initial d'un facteur d'environ x500.

### Plate-forme de génomique

Les analyses de CGH array sont réalisées au sein de la plate-forme de Biopuces - Service Commun de Génomique située à l'Institut pour la Recherche sur le Cancer de Lille (IRCL). 25 ng à 2 $\mu$g d'ADN sont utilisés pour chaque expérience. Les ADN référence (Ly) et test (LAIP, non LAIP et CD34$^+$) sont marqués par la Cy3-dUTP et la Cy5-dUTP respectivement (Amersham, Bioscience). Pour chaque échantillon, on met en compétition les ADN marqués de la fraction Ly (ADN référence) et d'une des fractions contenant des blastes (ADN test) totaux (CD34$^+$), exprimant un LAIP ou n'exprimant pas de LAIP. Les puces de CGH microarray sont des puces 4x180K Agilent® (Agilent Technologies™, Santa Clara, CA). Ce sont des puces haute résolution, haute performance basées sur un microarray d'oligonucléotides 60-mer contenant plus de 100 000 sondes provenant de la banque NCBI genome (Build 34 ; July, 2003) et couvrant l'ensemble du génome humain avec une résolution spatiale moyenne d'environ 35kb, incluant séquences codantes et non codantes. Après acquisition sur le scanneur Agilent® 2100 et analyse des données à l'aide du logiciel d'analyse Agilent® (Agilent's Feature Extraction software ver 3.4), ces puces permettent de détecter des aberrations génomiques telles que les anomalies de nombre de copies de gènes (Copy Number, CN). Les ratios de fluorescence sont normalisés en réglant la moyenne des log ratio de fluorescence (test/contrôle) de tous les spots égale à 0. Les spots avec un ratio de fluorescence déviant significativement par rapport au bruit de fond sont interprétés comme significatifs d'altération du nombre de copies. L'algorithme ADM-2 permet ensuite de définir un score pour chaque spot.

## Cytométrie en flux

Le cycle cellulaire est divisé en quatre phases (G1, S, G2 et M) d'une durée variable en fonction du type cellulaire. Une cinquième phase a été individualisée (G0) et correspond aux cellules non proliférantes ou quiescentes. Ces cellules se trouvent hors du cycle cellulaire et peuvent être recrutées dans le cycle par différents stimuli biochimiques après une durée plus ou moins longue. En pathologie tumorale, il a été montré que le rythme de prolifération cellulaire ainsi que la position des cellules dans le cycle cellulaire conditionnaient l'efficacité des traitements anticancéreux.

Les cellules leucémiques ont une propriété fondamentale : la prolifération cellulaire. Notre premier objectif est de déterminer si le phénotype des cellules leucémiques (LAIP) est corrélé à un état prolifératif particulier et s'il y a, parmi les cellules leucémiques des patients, des différences selon l'immunophénotype des cellules leucémiques. Nous avons donc comparé le cycle cellulaire des fractions triées.

Le second objectif est de déterminer si les cellules leucémiques ou une partie d'entre elles, définies par un phénotype particulier (LAIP), possèdent des propriétés similaires à celles des cellules souches hématopoïétiques. Une de ces propriétés est la quiescence cellulaire. Pour étudier la quiescence cellulaire, nous avons choisi d'étudier le pourcentage de cellules en phase G0 parmi les fractions triées et la population leucémique globale, et de les comparer. Nous avons alors choisi d'analyser l'expression intracellulaire de l'antigène Ki67. En effet, l'expression de l'antigène Ki67 apparaîtrait en milieu de phase G1 du cycle cellulaire. Son expression augmente durant la phase S et G2 pour atteindre son maximum pendant la mitose[123, 124]. La molécule Ki67 est ensuite hydrolysée rapidement après la phase M. Le Ki67 apparaît donc comme un marqueur de prolifération. Il est absent pendant la phase G0 permettant l'identification des cellules quiescentes, cellules ne répondant pas à la plupart des drogues cytotoxiques utilisées dans les polychimiothérapies des LAM dont l'efficacité est cycle-dépendante[123].

### Etude du cycle cellulaire

**Principes.** Le cycle cellulaire peut être étudié par une méthode statique dont l'objectif est de quantifier la quantité d'ADN d'une cellule. Pour se faire, on utilise une molécule fluorescente, l'iodure de propidium (IP), qui a pour caractéristique de s'intercaler dans l'ADN. Ainsi, la quantité d'ADN est directement proportionnelle à la quantité d'IP intercalé dans la molécule d'ADN.

La distribution théorique du contenu en ADN lors de la progression des cellules dans les différentes phases du cycle cellulaire se répartit de la manière suivante (*Fig. 17*) :

– un grand nombre de cellules ont un contenu en ADN (2n) correspondant à la phase G0/G1 ;

– un petit nombre de cellules ont un contenu en ADN double (4n) correspondant à la phase G2+M ;

– un certain nombre de cellules ont des teneurs intermédiaires en ADN (4>n>2) et se trouvent réparties entre les phases G0/G1 et G2+M. Ce sont les cellules en phase S.

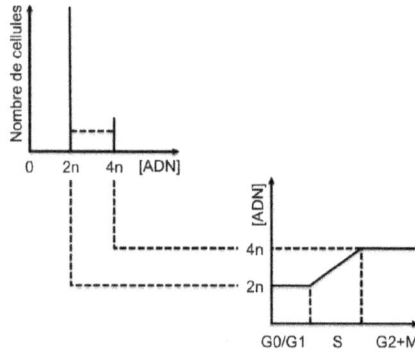

FIGURE 17: Distribution théorique des cellules en fonction de leur contenu en ADN

Le plus grand nombre de cellules ont un contenu en ADN (2n) correspondant à la phase G0/G1. Un petit nombre de cellules ont un contenu en ADN double (4n) correspondant à la phase G2+M. Enfin, un certain nombre de cellules ont des teneurs intermédiaires en ADN (4>n>2) et se trouvent réparties entre les phases G0/G1 et G2+M. Ce sont les cellules en phase S.

**Procédure.** L'étude du cycle cellulaire est effectuée sur les cellules provenant de chacune des fractions triées et sur l'échantillon total. Pour permettre l'intégration du iodure de propidium (IP, SIGMA®) dans les cellules, on incube ces dernières pendant 2 heures en présence de 500 $\mu$L d'une solution contenant l'IP, de la RNAse, du triton et de l'eau distillée (100$\mu$L d'IP, 100$\mu$L de RNAse, 8$\mu$L de triton 1% et 795$\mu$L d'eau distillée). Les cellules sont ensuite analysées sur le cytomètre en flux (FC500®, Beckman Coulter™). Après réglage de la taille/structure, on fenêtre l'analyse sur les singulets et on acquiert le maximum d'événements possibles. Les données sont analysées à l'aide du logiciel Multicycle AV® qui calcule alors, en se basant sur plusieurs algorithmes, le pourcentage de cellules en phase G0/G1, S et G2M. On compare ensuite le pourcentage de cellules en phase S+G2M de chaque fraction LAIP versus la fraction CD34+ ou la moelle osseuse après ficoll, chaque fraction LAIP versus la fraction Non LAIP et enfin chacun des LAIP entre eux.

### Etude de la quiescence cellulaire

Plusieurs approches ont été envisagées pour étudier l'expression de l'antigène Ki67 dans les cellules blastiques en fonction de leur LAIP. Toutes utilisent un marquage intracyto-plasmique par un anticorps monoclonal anti-Ki67 couplé à la FITC. La première approche est d'effectuer le marquage sur fractions triées (co-marquage avec IP pour étude du cycle). La deuxième est de trier des cellules co-marquées par l'antigène Ki67 et par les anti-corps permettant d'identifier les différents LAIP. La dernière approche est de réaliser un co-marquage sur cellules totales avant le tri avec l'anticorps anti-Ki67 et les anticorps monoclonaux permettant de définir le ou les LAIP.

Quelle que soit l'approche réalisée, il faut tout d'abord faire le marquage membranaire tel qu'il a été décrit plus haut ( page 47). Une fois ce marquage membranaire effectué, il faut fixer les cellules puis perméabiliser les cellules pour permettre à l'anticorps anti-Ki67 ou à son isotype (IgG1-FITC) d'atteindre sa cible nucléaire. Pour ce faire, on utilise le kit commercial de fixation/perméabilisation IntraStain® (Dako™) comprenant une étape de fixation (incubation 15 min) et une étape de perméabilisation en présence de l'anticorps anti-Ki67 (incubation 15 min). Après lavage en PBS, les cellules sont remises en suspension en PBS pour analyse sur le cytomètre en flux (FC500® en cas d'analyse sur fractions triées ou BD FACS Aria II® en cas d'analyse avant tri). Les données sont analysées sur FlowJo®. Le seuil de positivité de l'anticorps anti-Ki67 est défini par rapport au niveau d'expression de son isotype. Les marqueurs couplés à la FITC utilisés pour définir un LAIP ne peuvent donc pas être utilisés avec l'anticorps anti-Ki67. Ainsi, pour certains échantillons, l'analyse de l'expression de l'antigène Ki67 sur les LAIP ne peut être effectuée uniquement si le marqueur de LAIP n'est pas couplé à la FITC (CD7-FITC et CD65-FITC ; *Tab. 2*).

## Culture en méthylcellulose

**Principe.** Les tests de culture en méthylcellulose permettent de quantifier *in vitro* la capacité des cellules à proliférer et à se différencier en présence de cytokines stimulatrices. Ces cultures en milieu semi-solide représentent un très bon moyen d'étude des cellules souches et des progéniteurs hématopoïétiques. En effet, les colonies cellulaires ainsi formées peuvent être énumérées et identifiées en utilisant uniquement des critères morphologiques (*Fig.* 18). Une colonie peut être formée d'un ou plusieurs amas cellulaires appelés cluster. Un cluster comprend un nombre variable de cellules en fonction du type cellulaire étudié. Le milieu de culture est spécialement conçu pour optimiser la culture des BFU-E, CFU-E, CFU-GM, CFU-G, CFU-M et CFU-GEMM d'origine humaine.

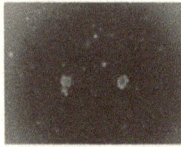

(a) **CFU-E** (Colony forming unit - erythroid) : Progéniteur clonogénique produisant un ou deux clusters. Chaque cluster comprend 8 à environ 100 érythroblastes contenant de l'hémoglobine. Ce progéniteur représente le progéniteur le plus mature de la lignée érythroïde et donc le moins prolifératif.

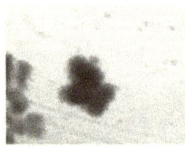

(b) **BFU-E** (Burst forming unit - erythroid) : En fonction du nombre de clusters composant la colonie, on décrit des petites colonies (3 à 8 clusters), des colonies intermédiaires (9 à 16 clusters) ou des grandes colonies (plus de 16 clusters). Ce sont les progéniteurs érythroïdes primitifs possédant une haute capacité de prolifération.

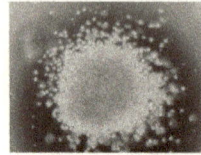

(c) **CFU-G** (Colony forming unit - granulocyte) : Ce progéniteur clonogénique granulocytaire donnera naissance à une population homogène d'éosinophiles, de basophiles et de neutrophiles.

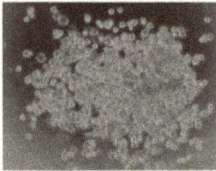

(d) **CFU-M** (Colony forming unit - monocyte / macrophage) : Ce progéniteur clonogénique monocytaire / macrophagique donnera naissance aux cellules monocytaires et macrophagiques.

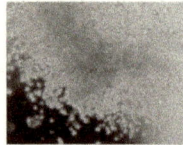

(e) **CFU-GM** (Colony forming unit - granulocyte, monocyte / macrophage) : Ce progéniteur mixte donnera naissance à une population hétérogène de cellules monocytaires / macrophagiques et de cellules granulocytaires.

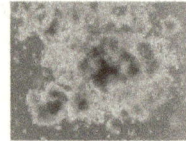

(f) **CFU-GEMM** (Colony forming unit - granulocyte, erythrocyte, monocyte / macrophage, megakaryocyte) : Ce progéniteur multi-lignée donnera naissance aux lignées érythroïdes, granulocytaires, monocytaires / macrophagiques et mégacaryocytaires.

FIGURE 18: Identification des colonies obtenues après 15 jours de culture en méthylcellulose

**Procédure.** En sortie de tri, 10 000 cellules sont disposées dans $300\mu L$ de milieu de suspension. Les cellules sont remises en suspension dans 3,0mL de milieu de culture. Le milieu de culture utilisé est le Human Methylcellulose Enriched Media HSC005 (R&D Systems®) (*Tab.* 3). On dépose ensuite en duplicate 1,1mL de ce milieu contenant les cellules sur des boîtes de culture de 35mm de diamètre. L'incubation est effectuée en atmosphère enrichie en $CO_2$ (5%) à 37°C pendant 14 à 16 jours. Après incubation, les boîtes sont examinées sous un microscope inversé à l'obectif x10 à la recherche de colonies.

| Human Methylcellulose Enriched Media | Concentration |
|---|---|
| Methylcellulose in Iscove's Modified Dulbecco's Media (IMDM) | 1,3% |
| Sérum de Veau Fœtal (SVF) | 25% |
| Serum Albumine Bovine (SAB) | 2% |
| L-Glutamine | 2 mM |
| 2-Mercaptoethanol | $5 \times 10^{-5}$ M |
| Stem Cell Factor (SCF) humain recombinant | 50 ng/mL |
| Granulocyte - Colony Stimulating Factor (G-CSF) humain recombinant | 20 ng/mL |
| Granulocyte-Monocyte - CSF (GM-CSF) humain recombinant | 20 ng/mL |
| Interleukine 3 (IL3) humaine recombinante | 20 ng/mL |
| Interleukine 6 (IL6) humaine recombinante | 20 ng/mL |
| Erythropoïétine (EPO) humaine recombinante | 3 UI/mL |

TABLE 3: Composition du milieu de culture

Le milieu de culture utilisé a été spécialement conçu et optimisé pour les tests de clonogénicité. Il contient l'ensemble des cytokines et facteurs de croissance nécessaires à la culture des progéniteurs hématopoïétiques humains, CFU-GEMM, CFU-GM, CFU-G, CFU-M, BFU-E et CFU-E.

# Résultats

## Caractéristiques des patients

Dix patients ont été analysés, 7 hommes et 3 femmes (*Tab.* 4). L'âge médian de diagnostic est de 52,5 ans (de 12 ans à 81 ans). Un patient a été analysé au diagnostic et en situation de maladie résiduelle (UPN4). Un patient a été analysé au diagnostic et en situation de rechute (UPN8). Au total, douze échantillons ont donc été analysés.

Le caryotype médullaire a été effectué au diagnostic chez tous les patients. Cinq patients avaient un caryotype médullaire normal au diagnostic, deux patients une anomalie du core binding factor (CBF) (inversion 16 et translocation t(8;21)), un patient une anomalie de *MLL* en 11q23 (translocation t(11;19)(q23;p13.1)) et deux patients une anomalie chromosomique (inversion 3 et délétion 7q).

La recherche d'anomalies moléculaires a été effectuée chez tous les patients au diagnostic de la LAM et comportait la recherche de duplications de FLT3, d'anomalies de MLL (MLL-PTD), de la mutation D835 de FLT3, de mutations des gènes *CEBPA, AML1, NPM, cKIT, RAS, WT1*, de la surexpression des gènes *EVI1, WT1*. Le cas échéant, cette analyse était complétée par la recherche et la quantification par RQ-PCR de transcrits de fusion (AML1-ETO et CBFß-MYH11). Il est à noter que la recherche de la duplication de FLT3 (FLT3-ITD) est négative pour tous les échantillons. Trois patients présentent des transcrits de fusion (CBFß-MYH11, AML1-ETO et MLL-ELL). Les autres anomalies moléculaires observées sont résumées dans le tableau 4 et on retrouve des surexpressions de gènes, *WT1* ou *EVI1*, des mutations de gènes, *CEBPA, AML1, WT1* ou *KIT*. Un patient présente une duplication partielle en tandem du gène *MLL* (MLL-PTD). Pour un patient, on ne met en évidence ni anomalie cytogénétique ni anomalie moléculaire.

Les LAIP étudiés concernent essentiellement des expressions aberrantes de marqueurs de la lignée lymphoïde sur des blastes myéloïdes (CD2, CD7, CD19 et CD56). Les LAIP les plus fréquemment retrouvés sont par ordre de fréquence décroissante, l'expression aberrante du CD7 (7 cas sur 10), du CD2 (4 cas sur 10), du CD56 (2 cas sur 10), du CD19 (2 cas sur 10), du CD65 (1 cas sur 10). Enfin, six patients présentent plusieurs LAIP possibles, combinant l'expression d'au moins 2 marqueurs aberrants (UPN1, 2, 5, 7, 8, 9).

D'un point de vue clinico-biologique, selon la classification FAB et par ordre de fréquence décroissante, on dénombre 6 LAM2, 2 LAM0, 1 LAM1 et 1 LAM secondaire à un syndrome myélodysplasique. La leucocytose au diagnostic des 10 patients est variable, de 1,2 à 69,9 G/L (médiane à 11,9 G/L). Le pourcentage de blastes après isolement des cellules mononucléées est variable d'un échantillon analysé à l'autre, s'échelonnant de 1% pour le patient en situation de maladie résiduelle à 98% (médiane à 84%).

| Unique Patient Number (UPN) | Age (années) | Sexe | Temps d'analyse | FAB | Blastes (ficoll) (%) | GB (G/L) | Caryotype | Biologie moléculaire | LAIP |
|---|---|---|---|---|---|---|---|---|---|
| UPN1 | 71 | M | Diagnostic | LAM2 | 43 | 1,4 | del7q | Surexpression *WT1* | CD2$^+$ CD7$^+$ |
| UPN2 | 12 | M | Diagnostic | LAM1 | 87 | 26,5 | Normal | Mutation *CEBPA* et surexpression *WT1* | CD56$^+$ (CD7$^+$) |
| UPN3 | 58 | F | Diagnostic | LAM2 | 84 | 37,1 | Normal | Pas d'anomalie | CD19$^+$ |
| UPN4a | 53 | M | Diagnostic | LAM2 éosinophiles | 84 | 11,1 | Inversion 16 | CBFß-MYH11 et mutation cKIT D816V | CD65$^+$ |
| UPN4b | 54 | M | Suivi | LAM2 éosinophiles | 1 | 7,2 | Normal | CBFß-MYH11 négatif | CD65$^+$ (0,1%) |
| UPN5 | 81 | M | Diagnostic | LAM0 | 87 | 7,4 | Normal (-Y) | MLL-PTD | CD19$^+$ CD7$^+$ |
| UPN6 | 52 | F | Diagnostic | LAM2 | 89 | 5,4 | t(8 ;21) | AML1-ETO | CD56$^+$ |
| UPN7 | 49 | M | Diagnostic | LAM2 | 49 | 12,7 | Inversion 3 | Surexpression *EVI1* | CD2$^+$ CD7$^+$ |
| UPN8a | 14 | M | Diagnostic | LAM0 | 98 | 69,9 | Normal | Mutation *AML1* et *WT1* | CD2$^+$ CD7$^+$ |
| UPN8b | 18 | M | Rechute | LAM0 | 95 | 123,1 | Normal | Mutation *AML1* et *WT1* | CD2$^+$ CD7$^+$ |
| UPN9 | 56 | M | Diagnostic | LAM secondaire à une myélodysplasie | 40 | 1,2 | Normal | Surexpression *EVI1* | CD2$^+$ CD7$^+$ |
| UPN10 | 46 | F | Diagnostic | LAM2 | 76 | 16,3 | t(11 ;19) | MLL-ELL Surexpression *EVI1* | CD7+ |

TABLE 4: Caractéristiques des patients

GB : Leucocytes circulants.

Douze échantillons de moelle osseuse provenant de 10 patients ont pu être analysés. Ce tableau résume les caractéristiques cliniques et biologiques de chaque patient.

## Tri des LAIP en cytométrie en flux

Sur les douze échantillons triés, onze étaient congelés. Pour le patient en situation de maladie résiduelle (UPN4b), le tri a été effectué sur cellules fraîches. Le tri cellulaire en cytométrie en flux avait pour objectif principal de trier les fractions LAIP, non LAIP, CD34$^+$ et Ly dans le but d'extraire l'ADN de chacune d'entre elles pour réaliser l'analyse génomique par CGH array. La figure 19 résume les différents types de LAIP retrouvés dans chaque échantillon ainsi que leurs fréquences respectives parmi l'ensemble des cellules analysées.

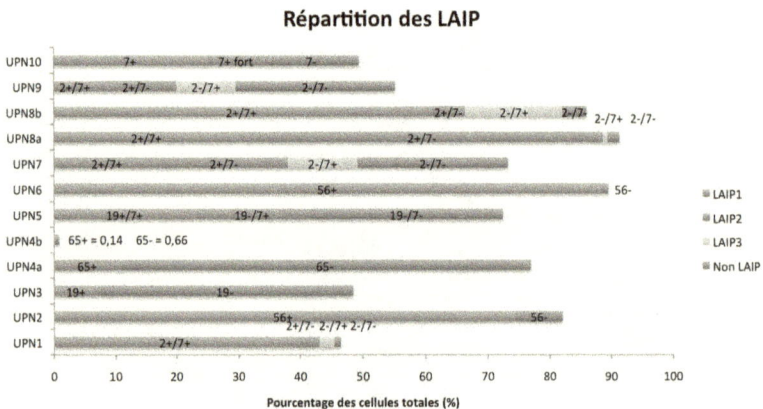

FIGURE 19: Répartition des différents LAIP observés parmi les échantillons analysés

Les LAIP les plus fréquemment observés sont par ordre de fréquence décroissante, l'expression aberrante du CD7 (7 cas sur 10), du CD2 (4 cas sur 10), du CD56 (2 cas sur 10), du CD19 (2 cas sur 10), du CD65 (1 cas sur 10). Enfin, 6 patients présentent plusieurs LAIP possibles, combinant l'expression d'au moins 2 marqueurs aberrants (UPN1, 2, 5, 7, 8, 9). Les fréquences relatives des différents LAIP sont variables d'un échantillon à l'autre. Certains échantillons, tel que UPN2, sont majoritairement constitués de cellules exprimant un LAIP. D'autres échantillons, tel que UPN4a, sont majoritairement constitués de cellules n'exprimant pas de LAIP.

Les différentes fractions triées sont représentées dans le tableau 8 (*Annexe* 2). Des lymphocytes T témoins (Ly) ont pu être triés pour chacun des échantillons. Des blastes myéloïdes totaux (CD34$^+$) ont pu être triés pour 9 échantillons sur 12. La pureté des fractions triées est supérieure à 85% pour la majorité des cas (32/43) (min : 66,3% - max : 100%, médiane : 93,6%).

En fonction du nombre de cellules obtenues après tri, toutes les analyses n'ont pas pu être réalisées chez tous les patients. Le tableau 6 résume les analyses réalisées pour chacun des échantillons. Ainsi pour tous les échantillons testés, des cellules ont été recueillies pour l'analyse génomique. A noter que les ADN des fractions CD34$^+$ non triées pour certains échantillons ont pu être récupérés de la banque d'ADN constituée au laboratoire d'hématologie à partir des prélèvements médullaires au diagnostic des LAM. L'étude du cycle cellulaire et de la quiescence cellulaire a pu être effectuée pour 8 échantillons sur 12. Enfin, des lames sont disponibles pour analyse cytogénétique par FISH pour certains échantillons (7/12), pour chacune des fractions triées à l'exception de la fraction Ly. Enfin, neuf échantillons ont pu être étudiés en test clonogénique.

## FISH

**Confirmation de la clonalité des cellules triées.** La confirmation de la clonalité par FISH des cellules issues des fractions triées a pu être effectuée pour cinq échantillons (UPN1, UPN4a, UPN4b, UPN5 et UPN10). A l'exception d'UPN4b, la FISH confirme que chacune des fractions leucémiques triées (LAIP, Non LAIP et CD34$^+$) possède le marqueur de clonalité associé à la leucémie du patient. Chaque fraction triée correspond donc bien à des cellules leucémiques. A noter également que le LAIP d'UPN4b en situation de maladie résiduelle ne semble plus être porteur de l'anomalie cytogénétique initiale. Pour les patients UPN2, UPN8a, UPN8b et UPN9, les lames ont été congelées puisqu'aucune anomalie cytogénétique n'avait été mise en évidence au caryotype. Pour le patient UPN7, la sonde de FISH n'étant pas encore à notre disposition, les lames ont été congelées pour étude ultérieure. A noter dans tous les cas la difficulté de lecture des lames en rapport avec l'altération des noyaux des cellules dont le pourcentage varie d'un patient et d'une lame à l'autre.

**Confirmation de la clonalité des cellules issues des cultures en méthylcellulose.** Cette analyse n'a pu être effectuée que pour le patient UPN10 et les résultats seront détaillés avec ceux de la culture en méthylcellulose (cf page 76).

## CGH Array

Tous les échantillons ont pu être triés dans le but de réaliser l'analyse génomique par CGH array. Le nombre de cellules recueillies pour chacune des fractions triées varie de 1 389 à 1 352 476 cellules avec une médiane de 74 450 cellules. Lorsque la fraction CD34$^+$ n'a pu être triée, on utilise l'ADN extrait au diagnostic sur la moelle osseuse totale. L'extraction de l'ADN de chacune des fractions triées a pu être réalisée, y compris pour les fractions avec très peu de cellules. Les quantités d'ADN extrait de chacune des fractions triées s'échelonnent de 235,9 ng à 4205,75 ng.

| UPN | UPN1 | UPN2 | UPN3 | UPN4a | UPN4b | UPN5 | UPN6 | UPN7 | UPN8a | UPN8b | UPN9 | UPN10 |
|---|---|---|---|---|---|---|---|---|---|---|---|---|
| LAIP1 | CGH<br>Culture<br>Lames | CGH<br>Culture<br>Lames<br>Cycle<br>Ki67 | CGH<br>Ki67 | CGH<br>Culture<br>Lames<br>Cycle | CGH<br>Lames | CGH<br>Culture<br>Lames<br>Cycle<br>Ki67 | CGH | CGH<br>Culture<br>Lames<br>Cycle<br>Ki67 | CGH<br>Culture<br>Cycle<br>Ki67 | CGH<br>Culture<br>Cycle<br>Ki67 | CGH<br>Culture<br>Cycle<br>Ki67 | CGH<br>Culture<br>Lames<br>Cycle<br>Ki67 |
| Non LAIP | CGH<br>Culture | CGH<br>Culture<br>Lames<br>Cycle<br>Ki67 | CGH<br>Ki67 | CGH<br>Culture<br>Lames<br>Cycle | CGH<br>Lames | CGH<br>Culture<br>Lames<br>Cycle<br>Ki67 | CGH | CGH<br>Culture<br>Lames<br>Cycle<br>Ki67 | CGH<br>Culture<br>Cycle<br>Ki67 | CGH<br>Culture<br>Cycle<br>Ki67 | CGH<br>Culture<br>Cycle<br>Ki67 | CGH<br>Culture<br>Lames<br>Cycle<br>Ki67 |
| LAIP2 | CGH<br>Culture<br>Lames | | | | | CGH<br>Culture<br>Lames<br>Cycle<br>Ki67 | | CGH<br>Culture<br>Lames<br>Cycle<br>Ki67 | CGH<br>Culture<br>Cycle<br>Ki67 | CGH<br>Culture<br>Cycle<br>Ki67 | CGH<br>Culture<br>Cycle<br>Ki67 | CGH<br>Culture<br>Lames<br>Cycle<br>Ki67 |
| LAIP3 | CGH<br>Culture | | | | | | | CGH<br>Culture<br>Lames<br>Cycle<br>Ki67 | | CGH<br>Culture<br>Cycle<br>Ki67 | CGH<br>Culture<br>Cycle<br>Ki67 | |
| CD34+ | CGH<br>Culture<br>Lames | CGH<br>Culture<br>Lames<br>Cycle<br>Ki67 | Ki67 | | | CGH<br>Culture<br>Lames<br>Cycle<br>Ki67 | CGH | CGH<br>Culture<br>Lames<br>Cycle<br>Ki67 | CGH<br>Culture | CGH<br>Culture | CGH<br>Culture | CGH<br>Culture<br>Lames<br>Cycle<br>Ki67 |
| Ly | CGH | CGH | CGH | CGH | CGH | CGH | CGH | CGH | CGH | CGH | CGH | CGH |

TABLE 5: Analyses effectuées pour les différents échantillons

CGH : Comparative Genomic Hybridization (CGH) array ; Lames : Lames pour Fluorescent In Situ Hybridization (FISH) ; Culture : Culture en méthylcellulose ; Cycle : Etude du cycle cellulaire ; Ki67 : Etude de la quiescence cellulaire.

Toutes les analyses n'ont pas pu être effectuées pour tous les échantillons. En effet, en fonction du nombre de cellules disponibles après tri pour chaque fraction, nous avons privilégié certaines analyses par rapport à d'autres. Ainsi, pour tous les échantillons, nous avons pu isoler des cellules pour l'analyse en CGH.

| FISH | UPN1 | UPN2 | UPN4a | UPN4b | UPN5 | UPN7 | UPN8a | UPN8b | UPN9 | UPN10 |
|------|------|------|-------|-------|------|------|-------|-------|------|-------|
| Sonde utilisée | D7S522 / CEP7 | N/A | CBF& Dual Color, Break Apart | CBF& Dual Color, Break Apart | XY (recherche -Y) | N/A | N/A | N/A | N/A | MLL Dual Color, Break Apart |
| LAIP1 | pos (17/18) | Cg | pos (45/50) | neg (1/120) | pos (35/50) | Cg | Cg | Cg | Cg | pos (21/22) |
| LAIP2 | pos (10/13) | Cg | | | dtx (2/7) | Cg | Cg | Cg | Cg | pos (11/12) |
| LAIP3 | | Cg | | | | Cg | Cg | Cg | Cg | |
| Non LAIP | | Cg | pos (39/50) | neg (1/50) | pos (33/39) | Cg | Cg | Cg | Cg | pos (23/23) |
| CD34$^+$ | pos (7/8) | Cg | | neg (1/150) | Cellules lysées | Cg | Cg | Cg | Cg | pos (52/61) |

TABLE 6: Résultats de FISH

Entre parenthèses le nombre de cellules positives pour l'anomalie recherchée sur le nombre total de cellules analysables ; pos : positif ; dtx : douteux ; neg : négatif ; Cg : lames congelées à -20°C.

L'altération des cellules après tri rend la lecture des lames de FISH très délicate. Pour les échantillons ne présentant aucune anomalie cytogénétique et pour ceux dont on ne dispose pas de sonde pour réaliser la FISH, des lames ont été congelées (Cg).

Le choix de micropuces 4x180k nous obligeant à travailler en série et compte-tenu des disponibilités de la plateforme, nous ne disposons malheureusement pas à l'heure actuelle des résultats de CGH array de tous les échantillons. Nous avons pu étudier les fractions triées de trois échantillons : UPN2, UPN4a et UPN5.

Pour UPN2, il s'agissait d'analyser le génome des cellules issues de la fraction Non LAIP (CD56$^-$) et celui des cellules de la fractions CD34$^+$ représentant respectivement 7,8% et 82,2% des cellules médullaires. Nous n'avons pas mis en évidence de différence de nombre de copies de gènes pour chacun de ces deux génomes analysés. La fraction CD34$^+$ renfermant en grande majorité des blastes exprimant le LAIP CD56$^+$ et puisque nous comparons chaque échantillon de blastes vis à vis de cellules non leucémiques (lymphocytes), il est possible de conclure qu'aucune des fractions LAIP (CD56$^+$) et Non LAIP (CD56$^-$) ne présente d'anomalie génomique décelable en CGH array.

Pour UPN5, le but était de comparer les génomes des trois fractions LAIP (CD2$^+$ CD7$^+$, CD2$^+$ CD7$^-$, CD2$^-$ CD7$^+$), de la fraction Non LAIP (CD2$^-$ CD7$^-$) et de la fraction CD34$^+$ renfermant les quatre précédentes. Les ADN issus de chacune des fractions ont été testés vis à vis d'un ADN provenant de cellules non leucémiques, des lymphocytes. Aucune de ces cinq fractions ne présente d'anomalie du nombre de copies de gènes par rapport à un ADN normal. On peut en déduire que, au moins en ce qui concerne le nombre de copies de gènes, toutes les fractions sont identiques entre elles.

Pour UPN4a, de la même façon, nous avons comparé le génome de la fraction LAIP (CD65$^+$) à celui de l'ensemble des cellules médullaires. Dans cet échantillon, il est à noter que seulement 10,8% des blastes leucémiques expriment le LAIP CD65$^+$. En testant les ADN de ces deux fractions vis à vis d'un ADN normal, nous retrouvons dans chacune des deux fractions l'anomalie génomique caractérisant la leucémie du patient, à savoir l'inversion du chromosome 16 sur les points de cassure correspondant aux régions géniques de *CBFβ* et *MYH11* (*Fig.* 20, gauche). De façon très intéressante, on détecte des anomalies génomiques supplémentaires pour la fraction LAIP sur le chromosomes 5 en 5q31.3, anomalies absentes de l'ADN extrait à partir de l'ensemble des cellules médullaires (*Fig.* 20, milieu). Ces anomalies concernent des délétions de régions géniques, et parmi ces gènes, on note la présence de gènes de la famille des protocadhérines. D'autres anomalies ont été retrouvées dans d'autres régions génomiques et encore une fois spécifiquement dans la fraction LAIP (*Fig.* 20, droite). Ces autres anomalies concernent des régions plus restreintes du génome et restent discutables quant à leur significativité.

Les anomalies spécifiquement retrouvées dans la fraction LAIP d'UPN4a ne sont pas mises en évidence en analysant l'ensemble des cellules médullaires, comprenant pourtant les cellules exprimant le LAIP (10,8%). Cette observation met en exergue le manque de sensibilité de la méthode par CGH array dans la mise en évidence d'anomalies génomiques portées par des populations cellulaires bien définies, faiblement représentées, dans une population cellulaire globale et hétérogène. Il est d'ailleurs communément admis que la CGH array ne peut mettre en évidence des anomalies génomiques que si elles sont portées par au moins 20% des cellules analysées.

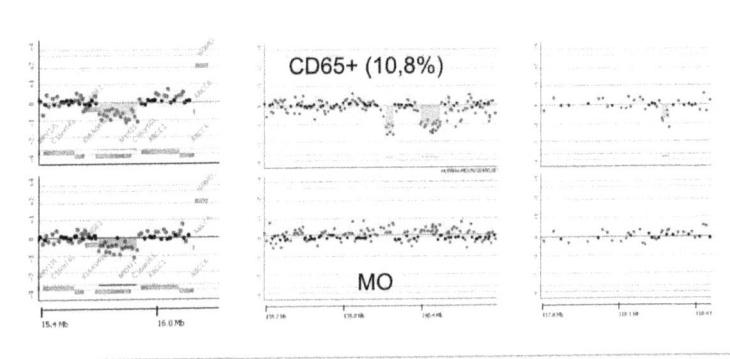

FIGURE 20: Résultats de CGH array pour UPN4a

La colonne de gauche représente la région génomique de *CBFβ* sur le chromosome 16. La colonne du milieu représente la région génomique de la famille des gènes de protocadhérines (*PCDHA* et *PCDHB*) sur le bras long du chromosome 5. La colonne de droite représente une région génomique de petite taille sur le bras long du chromosome 5.

Sur la ligne du haut, 3 représentations de la compétition de l'ADN de la fraction LAIP CD65$^+$ (rouge) et l'ADN normal des lymphocytes (vert) vis à vis de leur hybridation à des sondes oligonucléotidiques fixées sur la micropuce. Sur la ligne du bas, 3 représentations de la compétition de l'ADN extrait de l'ensemble des cellules médullaires (rouge) et l'ADN normal des lymphocytes (vert) vis à vis de leur hybridation à des sondes oligonucléotidiques fixées sur la micropuce.

Les zones représentées par un rectangle orange ou gris représentent les zones où les anomalies du nombre de copies des gènes sont statistiquement significatives. Ici, il s'agit, dans chacun des cas, d'une délétion des régions géniques examinées dans l'ADN testé (fraction LAIP ou cellules médullaires totales).

## Cytométrie en flux : prolifération et quiescence cellulaires

L'étude du cycle cellulaire a pu être effectuée dans huit cas (UPN2, 4a, 5, 7, 8a, 8b, 9 et 10), et en cas d'absence de fraction CD34$^+$ recueillie, les cellules de la mœlle osseuse après ficoll sont utilisées en référence. A noter que pour les patients UPN7 et 9, le pourcentage de blastes dans la mœlle osseuse analysée après ficoll est de 49% et 40% respectivement. La quantité de cellules disponibles pour l'analyse du cycle cellulaire est très variable et est comprise entre 2 878 et 1 608 952 cellules avec une médiane à 123 242 cellules.

L'analyse du cycle cellulaire n'a pas pu être effectuée sur certaines fractions (UPN8a LAIP3 et Non LAIP) du fait du faible nombre de cellules recueillies (2 818 et 4 119 cellules respectivement). Au total, nous avons donc pu comparer le pourcentage de cellules en phase S+G2/M entre les différentes fractions triées pour huit échantillons. Pour UPN8a, ne disposant pas de cellules issues de la fraction Non LAIP, nous n'avons pu comparer que les différents LAIP entre eux.

Pour tous les échantillons analysables, les cellules provenant de la fraction exprimant le LAIP ont une phase S+G2/M significativement plus importante (p<0,05) que celles de la fraction n'exprimant pas le LAIP (*Fig.* 21). Les graphiques représentant le cycle cellulaire de chacune des fractions analysées sont alors superposables à ceux obtenus pour l'échantillon UPN2 présentés en figure 22.

D'autre part, pour les patients UPN5, 7, 8b, 9 et 10, les cellules provenant de différentes fractions LAIP ont également une phase S+G2/M différente (UPN5 : LAIP1 > LAIP2 ; UPN7 : LAIP1 > LAIP3 > LAIP2 ; UPN8b : LAIP1 > LAIP3 > LAIP2 ; UPN9 : LAIP1 > LAIP2 ; UPN10 : LAIP2 > LAIP1 (p<0,05)). On observe donc des différences en fonction du type de LAIP. Ainsi, pour les échantillons UPN7 et UPN8b, le LAIP2 (CD2$^+$ CD7$^-$) ne présente pas de différence significative en ce qui concerne le pourcentage de cellules en phase S+G2/M par rapport à la fraction Non LAIP. Il en est de même pour le LAIP1 (CD7$^+$) d'UPN10.

A noter pour UPN7 et UPN9, que la proportion de cellules en phase S+G2/M dans la fraction mœlle osseuse (MO) est bien plus importante que dans les autres fractions triées. Ceci peut être expliqué par la présence de cellules myéloïdes non blastiques en cours de division (promyélocytes, myélocytes par exemple) dans l'échantillon testé (seulement 49% et 40% de blastes pour UPN7 et UPN9 respectivement).

Phase S + G2M

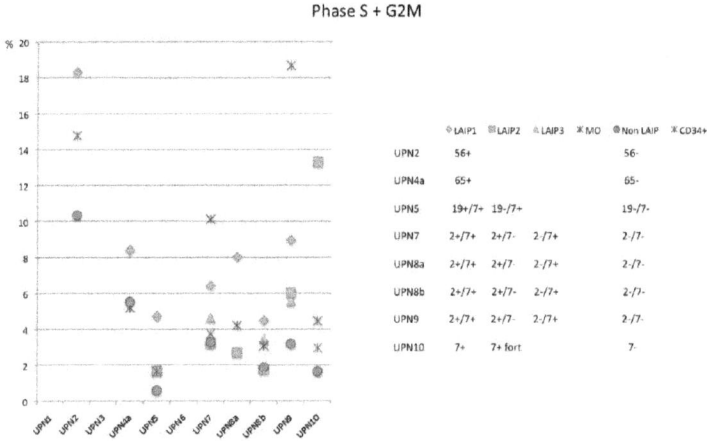

| | ◇ LAIP1 | ▨ LAIP2 | △ LAIP3 | ✕ MO | ● Non LAIP | ✕ CD34+ |
|---|---|---|---|---|---|---|
| UPN2 | 56+ | | | | 56- | |
| UPN4a | 65+ | | | | 65- | |
| UPN5 | 19+/7+ | 19-/7+ | | | 19-/7- | |
| UPN7 | 2+/7+ | 2+/7- | 2-/7+ | | 2-/7- | |
| UPN8a | 2+/7+ | 2+/7- | 2-/7+ | | 2-/7- | |
| UPN8b | 2+/7+ | 2+/7- | 2-/7+ | | 2-/7- | |
| UPN9 | 2+/7+ | 2+/7- | 2-/7+ | | 2-/7- | |
| UPN10 | 7+ | 7+ fort | | | 7- | |

FIGURE 21: Proportion de cellules en phase proliférative (S+G2M) des différentes fractions triées

MO : moelle osseuse après ficoll

Les marques vertes correspondent aux différentes fractions LAIP, chaque LAIP étant défini par une marque verte spécifique. Les marques oranges correspondent à la fraction Non LAIP. Enfin, les marques en forme d'astérisques correspondent aux fractions MO ou CD34+, contenant toutes les fractions blastiques, LAIP et Non LAIP. Pour chaque échantillon ont été rappelés les types de LAIP et Non LAIP analysés sous forme de tableau (droite).

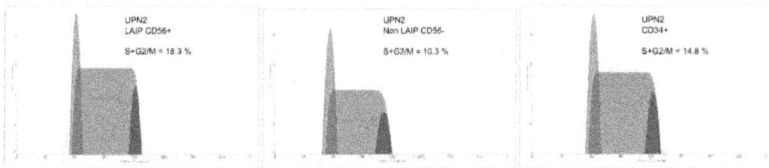

FIGURE 22: Cycle cellulaire obtenu pour l'échantillon UPN2

Sont réunis dans cette figure de gauche à droite, les différents graphiques de cycle cellulaire obtenus pour l'échantillon UPN2, pour les fractions LAIP (CD56+), Non LAIP (CD56−) et CD34+.
La représentation en échelle logarithmique du nombre de cellules a été préférée à l'échelle linéaire afin de mieux représenter la phase S.

Les graphiques de cycle cellulaire obtenus pour l'échantillon UPN2 sont représentatifs des graphiques obtenus pour l'ensemble des échantillons analysables.

L'étude de la quiescence cellulaire a été effectuée dans huit cas (UPN2, 3, 5, 7, 8a, 8b, 9 et 10). Pour UPN2, le marquage anti-Ki67 a été effectué en co-marquage avec l'IP sur les fractions triées (*Fig.* 23, gauche). Pour UPN3, le tri a été effectué sur cellules co-marquées par l'anti-Ki67. Enfin, pour les autres échantillons, l'analyse a été effectuée avant tri (*Fig.* 23, droite).

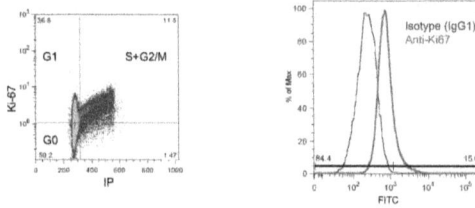

FIGURE 23: Exemples d'analyse de l'expression intracellulaire de l'antigène Ki67
A gauche : Analyse de la fraction LAIP1 de l'échantillon UPN2
A droite : Analyse de la fraction CD34$^+$ de l'échantillon UPN5

Dans cinq cas sur huit (UPN2, 3, 5, 8a et 9) (*Fig.* 24), les cellules provenant de la fraction LAIP ont une phase G0 significativement moins importante que les cellules de la fraction Non LAIP ($p<0,05$). A noter que pour l'échantillon UPN10, les cellules provenant de la fraction LAIP2, exprimant le CD7 avec une forte intensité, ont une phase G0 significativement moins importante que les cellules de la fraction Non LAIP ($p<0,05$) ainsi que les cellules exprimant le CD7 avec une intensité plus faible (LAIP1) ($p<0,05$).

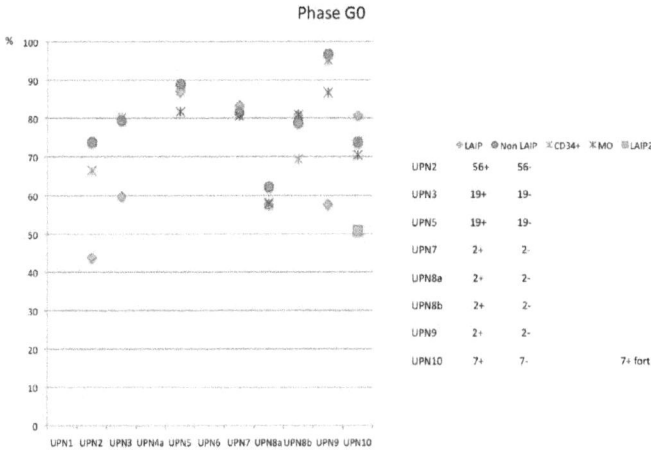

FIGURE 24: Proportion de cellules en phase quiescente (G0) des différentes fractions triées

MO : moelle osseuse après ficoll

Les marques vertes correspondent aux différentes fractions LAIP, chaque LAIP étant défini par une marque verte spécifique. Les marques oranges correspondent à la fraction Non LAIP. Enfin, les marques en forme d'astérisques correspondent aux fractions MO ou CD34$^+$, contenant toutes les fractions blastiques, LAIP et Non LAIP. Pour chaque échantillon ont été rappelés les types de LAIP et Non LAIP analysés sous forme de tableau (droite).

Afin de mieux représenter les différences entre les fractions LAIP et Non LAIP en terme de prolifération (phase S/G2M) et de quiescence (phase G0), nous avons synthétisé les résultats obtenus précédemment. La figure 25 représente ainsi le cycle cellulaire incluant la phase G0 pour chacune des fractions LAIP et Non LAIP de deux échantillons différents, UPN2 (*Fig.* 25a) et UPN10 (*Fig.* 25b). Ainsi, nous pouvons analyser les proportions respectives des phases G0, G1 et S/G2M.

Pour l'échantillon UPN2, les cellules exprimant le LAIP (CD56$^+$) prolifèrent plus que les cellules n'exprimant aucun LAIP (S/G2M=18,32% vs 10,34% ; p<0,05). Les cellules n'exprimant pas de LAIP sont majoritairement en phase G0 (quiescence) et en proportion plus importante que les cellules exprimant le LAIP (G0=73,90% vs 43,80% ; p<0,05).

Pour l'échantillon UPN10, la situation est analogue mais il existe une différence nette entre les deux LAIP, qui ne se distinguent que par une intensité d'expression plus forte du CD7 dans la fraction LAIP2 que dans la fraction LAIP1. Les cellules exprimant le CD7 avec une forte intensité (LAIP2) prolifèrent plus que les cellules n'exprimant pas de LAIP (S/G2M=13,3% vs 1,64% ; p<0,05) et ont une phase G0 (quiescence) moins importante (G0=50,9% vs 73,90% ; p<0,05). De façon intéressante, il n'est pas observé de différence

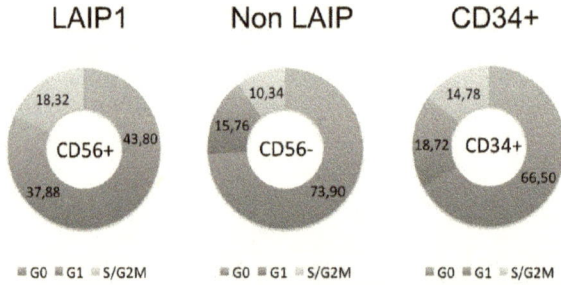

(a) **Cycles cellulaires détaillés des différentes fractions pour l'échantillon UPN2.** Dans la fraction LAIP contenant des blastes leucémiques exprimant le CD56$^+$, on observe une augmentation de la phase S/G2M et de la phase G1 aux dépends de la phase G0, par rapport à la fraction Non LAIP.

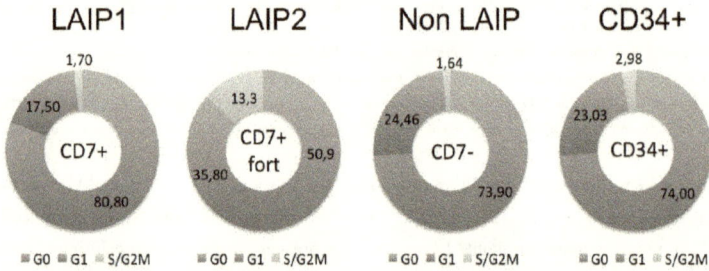

(b) **Cycles cellulaires détaillés des différentes fractions pour l'échantillon UPN10.** Dans la fraction LAIP2 contenant des blastes leucémiques exprimant le CD7 avec une forte intensité, on observe une augmentation de la phase S/G2M et de la phase G1 aux dépends de la phase G0, par rapport à la fraction Non LAIP. A noter également que pour les cellules exprimant le CD7 avec une plus faible intensité (LAIP1), les phases G0, G1 et S/G2M sont comparables à celles observées dans la fraction Non LAIP.

FIGURE 25: Cycles cellulaires détaillés des différentes fractions de deux échantillons

Dans les 2 échantillons, l'augmentation de la phase S/G2M et de la phase G1 aux dépends de la phase G0 traduit une entrée en cycle des cellules plus importante dans les fractions LAIP (CD56$^+$ et CD7$^+$ fort pour UPN2 et UPN10 respectivement) par rapport aux cellules issues de la fraction Non LAIP. D'une manière générale, les cellules n'exprimant pas de LAIP sont plus nombreuses à être en phase de quiescence (phase G0) que les cellules exprimant un LAIP.

significative entre les fractions LAIP1 et Non LAIP, à la fois en terme de prolifération qu'en terme de quiescence. Enfin, les cellules exprimant le CD7 avec une forte intensité prolifèrent plus et sont moins en phase G0 que les cellules exprimant le CD7 avec une plus faible intensité, et ceci de façon significative (p<0,05).

Pour les deux échantillons précédemment détaillés, on remarque donc que les cellules exprimant un LAIP (CD56$^+$ pour UPN2 et CD7$^+$ de forte intensité pour UPN10) sont significativement plus nombreuses à être entrées en cycle cellulaire que les cellules issues de la fraction Non LAIP. D'une manière plus générale, les cellules exprimant un LAIP se divisent plus que celles n'en exprimant pas (phase S/G2M plus importante) et la quiescence cellulaire est plus importante parmi les blastes leucémiques n'exprimant aucun LAIP que parmi ceux exprimant un LAIP.

## Culture en méthylcellulose

**Dénombrement des cultures obtenues.** Pour neuf échantillons (UPN1, 2, 4a, 5, 7, 8a, 8b, 9 et 10) sur les douze, les cultures en méthylcellulose ont pu être réalisées (*Fig.* 26). Pour cinq échantillons sur les neuf ayant pu être mis en culture, on observe la pousse de colonies.

Pour quatre échantillons (UPN1, 2, 7 et 8a), aucune des fractions mis en culture ne contient de cellule avec un potentiel clonogénique.

Pour UPN4a, seule la fraction n'exprimant pas le LAIP contient des cellules ayant un potentiel de clonogénicité conservé. Parmi les 6 colonies obtenues, on retrouve 3 CFU-M, 1 CFU-G, 1 CFU-GM et 1 CFU-E.

Pour UPN5, la fraction CD34$^+$ et la fraction de cellules n'exprimant pas le LAIP sont à l'origine de colonies : 3 CFU-GM pour la fraction CD34$^+$ et 2 CFU-G, 1 CFU-M, 1 CFU-GM et 1 BFU-E pour la fraction Non LAIP. Parmi les LAIP d'UPN5, seul le LAIP CD7$^+$ CD19$^-$ (LAIP2) est à l'origine de colonie, une colonie CFU-GM.

Pour UPN8b, la fraction CD34$^+$ et la fraction de cellules n'exprimant pas le LAIP sont à l'origine de colonies : 2 CFU-G pour la fraction CD34$^+$ et 2 CFU-G pour la fraction Non LAIP.

Pour UPN9, la fraction CD34$^+$ et la fraction de cellules n'exprimant pas le LAIP sont à l'origine de colonies : 7 CFU-G pour la fraction CD34$^+$ et 5 CFU-G pour la fraction Non LAIP.

Pour UPN10, toutes les fractions mises en cultures sont à l'origine de colonies : 35 colonies (30 CFU-G et 5 CFU-GM) pour la fraction LAIP1, 30 colonies (25 CFU-G et 5 CFU-GM) pour la fraction LAIP2, 45 colonies (40 CFU-G et 5 CFU-GM) pour la fraction Non LAIP, et enfin 37 colonies pour la fraction CD34$^+$. C'est dans cette dernière fraction que

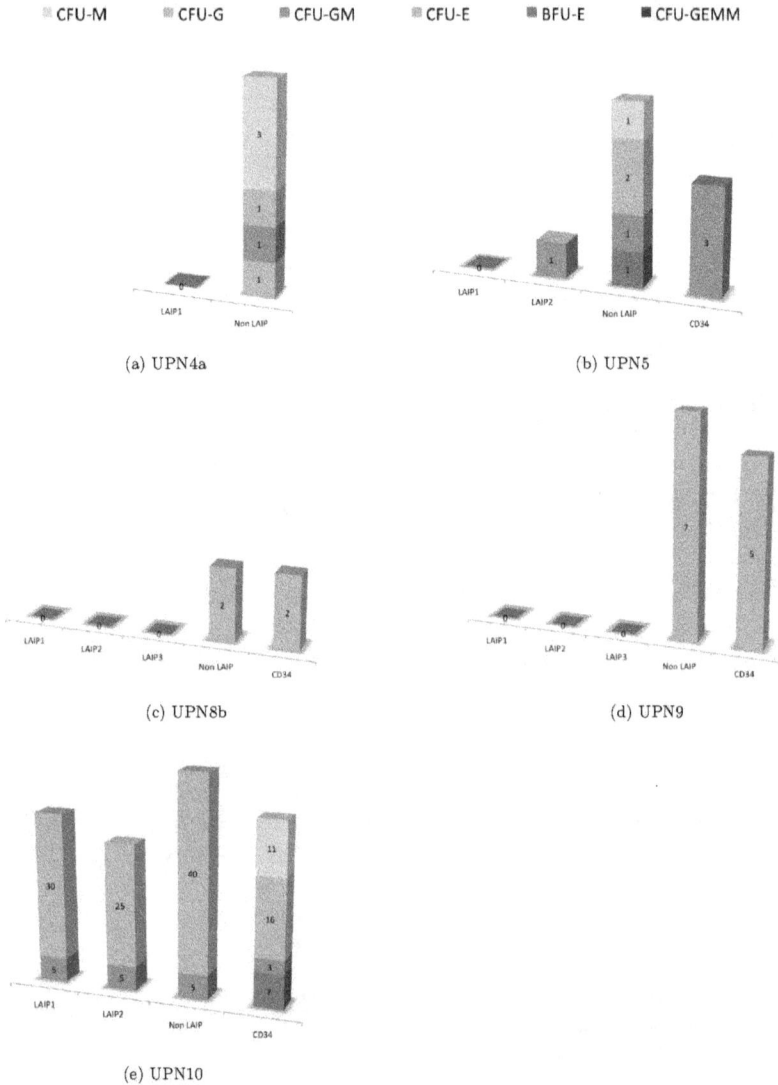

(a) UPN4a

(b) UPN5

(c) UPN8b

(d) UPN9

(e) UPN10

FIGURE 26: Nombre et type de colonies identifiées par échantillon

Représentations graphiques des cinq échantillons ayant donné des colonies parmi les neuf mis en culture (plusieurs fractions par échantillon). Excepté pour l'échantillon UPN10, aucune colonie n'est observée pour les fractions LAIP.

l'on retrouve le plus de diversité dans les types de colonies obtenues. En effet, on retrouve des colonies érythroïdes (7 BFU-E), des colonies monocytaires (11 CFU-M), des colonies granulocytaires (16 CFU-G) et des colonies mixtes granulo-monocytaires (3 CFU-GM).

**Confirmation de l'origine clonale des colonies obtenues.** Nous avons pu vérifier par FISH interphasique la clonalité des colonies obtenues par culture en méthylcellulose pour seulement un échantillon, UPN10. Cette technique de FISH permet de détecter toute translocation impliquant le gène *MLL*.

Pour la fraction Non LAIP (CD7⁻), une colonie CFU-G et une colonie CFU-M ont été prélevées et analysées par FISH. Les cellules constituant ces deux colonies sont porteuses de la translocation impliquant le gène *MLL*.

Pour la fraction CD7$^+$ fort, une colonie CFU-G a été prélevée. Les cellules constituant cette colonie sont également porteuses de la translocation impliquant le gène *MLL*.

Enfin pour la fraction CD34$^+$, une colonie érythroïde (BFU-E) et une colonie granulo-cytaire (CFU-G) ont été prélevées. La colonie CFU-G est porteuse de la translocation impliquant le gène *MLL* alors que la colonie érythroïde en est dépourvue. Les cellules de la colonie granulocytaire sont donc issues du clone leucémique alors que les cellules de la colonie éryhtroïde ne le sont pas.

**Faisabilité des cultures sur cellules triées.** La culture en méthylcellulose de blastes leucémiques triés est donc possible mais nécessite encore optimisation. Lorsqu'elle est possible, la culture en méthylcellulose renseigne sur la capacité clonogénique de la population étudiée et, dans ce cas, semble montrer qu'il existe dans la fraction non LAIP des cellules progénitrices capables de générer l'ensemble des populations myéloïdes alors que la fraction de cellules exprimant le LAIP semble en être dépourvu. De plus, couplée à des techniques de FISH interphasique, cette méthode permet de déterminer si les colonies obtenues appartiennent ou non à un même clone cellulaire.

# Discussion

La notion de LAIP est une notion récente, étudiée essentiellement dans le but de détecter la maladie résiduelle en cytométrie en flux chez des patients leucémiques traités pour qui la biologie moléculaire reste peu ou non informative. Actuellement, l'objectif principal des études est donc de déterminer le seuil de positivité de chacun des LAIP possibles en se basant sur l'analyse de moelle normale ou de moelle en régénération[125]. Mais à ce jour, aucune équipe n'a étudié le rôle fonctionnel des différents LAIP.

**Faisabilité.** Pour pouvoir étudier ces LAIP, il faut pouvoir les isoler. En se basant sur un tri cellulaire par cytométrie en flux, ce travail montre qu'il est possible d'isoler des cellules leucémiques au diagnostic selon le LAIP exprimé. Cette approche permet alors d'étudier et de comparer les cellules leucémiques exprimant un LAIP versus celles n'en exprimant aucun. Cette comparaison s'avère possible à la fois sur le plan fonctionnel (test clonogénique, étude de la prolifération et de la quiescence cellulaire) et sur le plan génomique.

La faisabilité du tri sur cellules médullaires en situation de maladie résiduelle reste encore à déterminer. En effet, le faible nombre de cellules d'intérêt obtenues après tri et la validité des LAIP en terme de spécificité leucémique représentent des difficultés à la fois sur le plan technique et sur le plan de l'interprétation des résultats. Pour l'échantillon UPN4b par exemple, en situation de maladie résiduelle, les cellules exprimant le LAIP (CD34$^+$ CD117$^+$ CD65$^+$) représentaient 0,14% des cellules médullaires. La proportion de blastes issus d'une moelle normale co-exprimant ces marqueurs a été estimée par Olaru *et al* inférieure à 0,05%[125]. Ces cellules ont été isolées et l'analyse de ce LAIP par cytogénétique moléculaire (FISH interphasique) n'a pas été capable de mettre en évidence l'anomalie clonale initiale. Malgré les limites expérimentales, à savoir la pureté de tri de la fraction et la sensibilité médiocre ($10^{-2}$) de la méthode de détection utilisée (FISH), cela pose le problème de la validité de ce LAIP. En d'autres termes, cet asynchronisme de maturation pourrait ne pas être spécifique de la cellule leucémique en situation de maladie résiduelle, en tout cas aux taux faibles observés.

**Prolifération et quiescence cellulaires.** L'objectif de notre étude était de déterminer s'il pouvait y avoir un lien entre l'hétérogénéité immunophénotypique de la population blastique leucémique et une hétérogénéité génotypique et/ou fonctionnelle. Comparer d'un point de vue fonctionnel les différentes sous-populations blastiques constituant les cellules leucémiques (LAIP et Non LAIP) pose de nombreux problèmes quant à l'interprétation des résultats. En effet, on ne peut pas exclure le fait que le tri par cytométrie en flux, en lui-même, que ce soit par les anticorps fixés à la surface de la cellule ou par le passage dans le trieur, ait modifié les capacités fonctionnelles des cellules leucémiques. Ainsi, interpréter les résultats de cycle cellulaire réalisé sur fractions cellulaires triées et les confronter avec ceux de l'étude de la quiescence cellulaire (expression de l'antigène Ki67) réalisée par cytométrie en flux mais avant tri cellulaire devient délicat. Cependant, cette approche est intéressante car elle apporte des indices quant au potentiel fonctionnel de chacune des sous-populations triées. D'une manière générale, il semblerait que les cellules blastiques exprimant un LAIP prolifèrent plus et ont une phase G0 moindre que les cellules blastiques n'exprimant aucun LAIP. En d'autres termes, la différence majeure existant entre des blastes leucémiques exprimant un LAIP et ceux n'en exprimant pas, semble résider dans la proportion de cellules entrées en cycle cellulaire. Ces premiers résultats sont donc en faveur d'une hétérogénéité fonctionnelle de la population leucémique.

**Etude génomique.** L'existence de LAIP mis en évidence par l'immunophénotypage des blastes leucémiques au diagnostic montre qu'il existe une réelle hétérogénéité phénotypique de la population leucémique. L'existence d'une hétérogénéité génotypique n'a pas encore été clairement établie. Par ailleurs, la présence de certains LAIP a été associée à des anomalies génétiques, telles que l'association des LAIP CD19 et CD56 avec les LAM avec t(8;21)[116, 117] et l'association du LAIP CD7 avec les mutations du gène *CEBPA*[118, 119] ou avec l'inv(3)(q21;q26.2)[120, 121]. Il est donc légitime de penser qu'une hétérogénéité génotypique puisse être à l'origine de l'hétérogénéité phénotypique observée d'autant plus qu'il s'y associe une hétérogénéité fonctionnelle à la fois sur le plan du cycle cellulaire et du potentiel clonogénique.

Nous avons pu obtenir des ADN correspondant à chacune des sous-populations définies immunophénotypiquement, y compris lorsque les quantités de cellules triées étaient peu importantes. L'étude par CGH array permet de comparer le génome des différentes fractions leucémiques et de déterminer si ces dernières font partie d'un même clone ou si une des fractions correspond à une évolution clonale. Pour deux échantillons sur les trois analysés, nous n'avons pas mis en évidence d'anomalie génomique surajoutée, en tout cas décelable par les techniques de CGH array utilisées. Ces observations laissent à penser que l'hétérogénéité phénotypique observée parmi la population blastique leucémique de ces deux patients ne repose pas sur des différences génomiques entre les différents constituants de cette population.

Nous avons pu mettre en évidence l'existence d'une hétérogénéité génotypique de la population blastique leucémique au diagnostic pour un patient. En effet, pour l'échantillon UPN4a dans lequel à la fois la fraction LAIP (CD65$^+$) et Non LAIP (CD65$^-$) possèdent le marqueur de clonalité correspondant à l'inversion 16 (marqueur mis en évidence par FISH interphasique sur cellules triées et CGH array), nous avons pu mettre en évidence l'existence d'anomalies génomiques surajoutées dans les cellules exprimant le LAIP (CD65$^+$)

par rapport aux cellules n'en exprimant pas. A ce stade, nous ne pouvons pas affirmer que cette hétérogénéité génotypique est à l'origine de l'hétérogénéité immunophénotypique et fonctionnelle observées. Cependant, l'étude des gènes impliqués dans cette hétérogénéité génotypique peut nous donner quelques indices supplémentaires. En effet, ces anomalies concernent, pour certaines d'entre elles, des anomalies des gènes des protocadhérines (clusters des gènes *PCDHA* et *PCDHB* en 5q31.3). Les cadhérines sont des protéines transmembranaires jouant un rôle primordial dans l'adhésion intercellulaire et pourraient également jouer un rôle sur la régulation du cycle cellulaire via la voie des béta-caténines[126, 127]. Les différences fonctionnelles observées en terme de cycle cellulaire et de clonogénicité entre la fraction CD65$^+$ et la fraction CD65$^-$ pourraient être liées à ces anomalies génomiques surajoutées présentes uniquement dans les cellules CD65$^+$. Cette hypothèse reste à confirmer par des études complémentaires.

**Etude de clonogénicité.** Un autre indice sur la capacité fonctionnelle variable de ces sous-populations est apporté par les cultures cellulaires. D'une manière générale, il semblerait que les cellules blastiques n'exprimant pas de LAIP conservent un potentiel clonogénique alors que les cellules exprimant un LAIP l'ont perdu. Cependant, cette observation pourrait être dépendante du type de LAIP exprimé. Ce constat demeure très fragile du fait du faible nombre d'échantillons et du fait que la nature leucémique des clones n'a pu être caractérisée que pour un échantillon (UPN10).

Pour cet échantillon (UPN10), toutes les fractions mises en culture, y compris les deux fractions LAIP, contenaient des cellules capables de donner des colonies. De plus, on dénombre bien plus de colonies pour cet échantillon que pour les autres (facteur multiplicatif de 10). Nous expliquons ce phénomène par l'anomalie génétique caractérisant cet échantillon, à savoir une anomalie du gène *MLL*, souvent à l'origine de LAM hyperleucocytaire. Quelle que soit la fraction triée mise en culture, nous avons pu montrer que les cellules constituant les colonies granulocytaires, monocytaires et mixtes granulo-monocytaires étaient issues d'un même clone leucémique, porteur de l'anomalie de *MLL*. Par contre, les cellules constituant les colonies érythroïdes obtenues uniquement de la fraction CD34$^+$ sont indemnes de l'anomalie de *MLL* et par conséquent ne sont pas issues du clone leucémique. Cette observation est très intéressante car elle nous apporte deux informations majeures. Premièrement, nous avons pu mettre en évidence une différenciation granulocytaire de blastes leucémiques à la fois en CFU-G et CFU-GM, ce qui va à l'encontre du dogme du blocage de différenciation caractérisant les cellules leucémiques. Deuxièmement, le fait d'avoir des colonies érythroïdes indemnes de l'anomalie clonale nous laisse à penser que la cellule initiatrice de la leucémie (CIL) serait une cellule dont le stade de différenciation hématopoïétique serait postérieur au stade de progéniteur myéloïde commun (CMP) (*Fig.* 1). On pourrait donc situer la survenue de l'événement leucémogène au niveau d'un progéniteur hématopoïétique déjà engagé dans la voie granulocytaire (GMP ou progéniteur plus mature).

**LAIP et maladie résiduelle en pratique clinique.** D'un point de vue pratique, les résultats de ce travail pourraient avoir un impact non négligeable sur l'interprétation de la maladie résiduelle détectée par cytométrie en flux. En effet, actuellement, l'évaluation de la maladie résiduelle par CMF est basée sur la détection de LAIP. Kern définit les LAIP comme étant exprimés sur tout ou une partie des blastes leucémiques et absents ou exprimés à très faible taux sur les cellules médullaires normales[88]. L'enjeu est alors de déterminer le taux de chaque LAIP dans une moelle normale afin d'établir un seuil de positivité[125]. Il est donc concevable d'avoir des blastes myéloïdes normaux exprimant un LAIP. Nous avons d'ailleurs été confrontés à cette situation avec l'échantillon UPN4b. Ainsi, en situation de malaide résiduelle, détecter l'expression de LAIP sur un faible pourcentage de blastes n'est donc pas forcément synonyme de persistance de cellules leucémiques clonales.

Evaluer la maladie résiduelle a pour objectif de déterminer s'il persiste chez le patient des cellules leucémiques et de déterminer, le plus précocement possible, le risque de rechute. Suivre la maladie résiduelle par cette méthode permet sans aucun doute de suivre l'évolutivité de la leucémie, de prédire les rechutes. Par contre, en cas de négativité de la maladie résiduelle (proportion de blastes exprimant un LAIP inférieure au seuil préalablement déterminé), il semble difficile de conclure à la guérison du patient. En effet, cette méthode ne permet pas de détecter la présence ou non de cellules leucémiques dormantes, d'autant plus qu'il semblerait que les cellules exprimant un LAIP ont des propriétés opposées à celles attendues pour des cellules dormantes (pourcentage de cellules entrées en cycle plus important et capacité clonogénique réduite). Par conséquent, déterminer si le patient est guéri de sa leucémie impose de trouver d'autres méthodes permettant d'identifier, avec une sensibilité suffisante, la persistance de cellules dormantes.

**Hypothèses physiopathologiques.** D'un point de vue physiopathologique, les hypothèses suivantes sont à explorer. La première hypothèse est de considérer que l'expression de LAIP par les blastes myéloïdes coïnciderait avec une entrée en cycle cellulaire de ces cellules. Il faudrait alors étudier, sur moelle osseuse totale, la proportion de cellules exprimant un LAIP dans chacune des phases du cycle cellulaire. Dans ce cas, la présence ou l'absence de LAIP traduirait uniquement la dynamique cellulaire du pool de cellules leucémiques et non pas une hétérogénéité de la population blastique.

La seconde hypothèse correspond à l'éventualité d'une multiclonalité génétique de la population leucémique. Dans ce cas, l'hétérogénéité génétique se traduirait par une hétérogénéité phénotypique. Ainsi, chaque LAIP pourrait être le reflet d'un clone particulier. Les LAIP, comme les sous-clones, pourraient dériver les uns des autres en fonction du nombre d'aberrations génotypiques accumulées. Les résultats de l'analyse par CGH array, certes préliminaires, montrent tout d'abord que tous les échantillons ne se comportent pas de la même façon. Pour deux échantillons, aucune anomalie génomique surajoutée n'a été mise en évidence alors que, pour un des échantillons, nous avons observé que les fractions blastiques LAIP et Non LAIP ne présentaient pas le même génome. En effet, pour cet échantillon, la fraction LAIP présente des anomalies génomiques surajoutées. C'est d'autant plus intéressant que les anomalies génomiques concernent une famille de gènes (famille des protocadhérines) potentiellement impliquée dans la régulation à la fois du cycle cellulaire et dans l'adhésion et la signalisation intercellulaires. Reste à explorer la voie des béta-caténines pour préciser son implication véritable dans la prolifération cellulaire observée.

La dernière hypothèse est de proposer que les blastes myéloïdes exprimant un LAIP pourraient être à un stade de différenciation différent des cellules n'exprimant pas de LAIP. Cet état de différenciation *a minima* se traduirait par une perte de la capacité clonogénique, synonyme d'absence de progéniteur hématopoïétique dans cette fraction blastique, et également par une activité de prolifération plus importante. Inversement, la fraction non LAIP renfermerait des progéniteurs clonogéniques. Parmi ces progéniteurs clonogéniques, pourrait être identifiée la cellule initiatrice de la leucémie (CIL). Il serait donc intéressant de pouvoir déterminer si ces progéniteurs clonogéniques peuvent induire, chez une souris receveuse, la leucémie initiale.

Les mécanismes impliqués dans la leucémogénèse restent encore très difficiles à expliquer. L'engagement d'un progéniteur multipotent vers le lignage lymphoïde (Progéniteur Commun Lymphoïde ou CLP) ou myéloïde (Progéniteur Commun Myéloïde ou CMP) est influencé par la concentration intracellulaire de PU.1[128]. En effet, il a été montré que PU.1 était fortement exprimé dans les cellules matures myéloïdes, exprimé avec un taux intermédiaire dans les lymphocytes B[129], et très peu ou pas du tout dans les cellules érythroïdes et les lymphocytes T[130]. Par ailleurs, plusieurs équipes ont montré que le facteur de transcription CEBPA pouvait se lier au promoteur du gène *PU.1* et induire sa transcription[36]. Ainsi, on comprend tout à fait pourquoi CEBPA est indispensable pour la maturation myéloïde alors qu'il ne l'est absolument pas pour la maturation lymphoïde. En terme de leucémogénèse, toute altération pouvant mener à une diminution de la fonction de CEBPA (mutation de *CEBPA*, altérations du core binding factor (CBF), mutation *AML1*) est susceptible d'entraîner une diminution du taux de PU.1. Si les événements leucémogènes aboutissent à un arrêt total de la maturation du progéniteur à un stade donné, on observe une accumulation de ce progéniteur à ce stade. Si la population leucémique conserve, au moins pour une partie, un potentiel de maturation, le faible taux de PU.1 dans le progéniteur favoriserait une maturation plutôt vers la lignée lymphoïde. Cette dernière hypothèse pourrait expliquer le fait que, pour certains types de LAM, avec altération de la fonction de CEBPA en particulier, la population leucémique puisse exprimer des marqueurs aberrants plutôt lymphoïdes que myéloïdes.

Il serait donc intéressant d'explorer le fait que le blocage de la différenciation myéloïde dans ces cellules blastiques puisse favoriser le déroulement d'un autre programme de différenciation, en particulier lymphoïde. Ainsi, les LAIP (de type marqueurs de lignée lymphoïde en particulier : CD19, CD2, CD7) ne seraient que le reflet de cette différenciation lymphoïde. L'expression de LAIP par les blastes leucémiques traduirait donc un état de différenciation aberrant et incomplet de ces cellules.

En terme de leucémogénèse, il est communément admis que la cellule initiatrice de la leucémie (CIL) doit posséder les fonctions suivantes : auto-renouvellement, prolifération et blocage de différenciation. Gilliland *et al* ont montré que la succession de deux événements oncogéniques est nécessaire pour qu'un progéniteur hématopoïétique acquière les fonctions de prolifération (événement de classe I) et de blocage de différenciation (événement de classe II)[43]. Concernant l'origine de la cellule initiatrice de la leucémie, deux théories s'affrontent actuellement. La première, soutenue par Dick *et al*[44], considère qu'il s'agirait d'une cellule souche hématopoïétique qui conserverait sa fonction d'auto-renouvellement et qui subirait les deux événements oncogéniques sus-cités. La deuxième, soutenue par Weissman *et al*[46], considère qu'il s'agirait d'un progéniteur qui aurait acquis la fonction d'auto-renouvellement et qui subirait les deux événements oncogéniques. Nos observations concernant l'échantillon UPN10 sont en faveur de la théorie soutenue par Weissman. Quelle que soit la théorie, plusieurs équipes se sont efforcées à identifier immunophénotypiquement ces cellules initiatrices de la leucémie. Il a été donc suggéré des marqueurs spécifiques de ces cellules définissant un immunophénotype, à savoir CD34$^+$ CD38$^-$ CD90$^-$ CD123$^+$ CD96$^+$ CLL-1$^+$[45, 96, 97, 98, 99, 100]. Considérant le fait que les cellules leucémiques dormantes semblent partager des caractéristiques communes avec les cellules souches hématopoïétiques, il serait donc intéressant de rechercher ces cellules dormantes parmi les cellules correspondant au phénotype de cellules initiatrices de leucémie.

D'une manière générale, les cellules leucémiques dormantes pourraient alors répondre à la définition de cellules initiatrices de leucémie demeurant en état de quiescence (phase G0 du cycle cellulaire). L'engagement en cycle de ces cellules se traduirait pour certaines d'entre elles et en fonction de l'anomalie génotypique à l'origine du blocage de différenciation myéloïde, par l'expression de marqueurs membranaires aberrants (LAIP). La présence de ces LAIP serait alors le reflet du déclenchement d'un nouveau programme de différenciation, lymphoïde par exemple pour les LAIP de type CD2, CD7 ou CD19.

# Conclusions et perspectives

La biologie des leucémies aiguës myéloïdes est un domaine en constante évolution. Ces dernières années, se sont considérablement développés les domaines de la biologie moléculaire et de la cytométrie en flux. Complétant les techniques traditionnelles, notamment cytologiques et cytogénétiques, la biologie moléculaire est devenue indispensable à la pratique quotidienne de l'hématologie clinique, permettant outre une classification plus précise des leucémies aiguës, le suivi de la maladie résiduelle. Parallèlement à l'essor de la biologie moléculaire, les progrès techniques considérables en cytométrie en flux ont permis une étude immunophénotypique de plus en plus précise des cellules leucémiques au diagnostic. A la base de l'utilisation de la cytométrie en flux dans les LAM se trouve la notion de LAIP (Leukaemia-associated Aberrant ImmunoPhenotype), reposant sur la possibilité d'identifier des cellules malignes du fait de l'expression de marqueurs aberrants. De plus, cette technique a permis de mettre en évidence une hétérogénéité phénotypique parmi la population de cellules leucémiques, toutes les cellules n'exprimant pas le même immunophénotype. Ces techniques devenant de plus en plus sensibles et ce phénotype spécifique aux cellules leucémiques pouvant être facilement mis en évidence (LAIP), il a été proposé de suivre la maladie résiduelle en se basant sur ces LAIP. Actuellement, les études dans ce domaine se focalisent sur la détermination des seuils de positivité de la maladie résiduelle en fonction du type de LAIP exprimé par les cellules leucémiques.

Le but de ce travail était d'isoler chacune des sous-populations immunophénotypiquement définies au sein d'une population de cellules leucémiques, afin de pouvoir les étudier et les comparer sur les plans génomique et fonctionnel. Cette approche visant à étudier l'hétérogénéité clonale d'une population leucémique, d'un point de vue génomique et fonctionnel, est innovante et peu explorée à l'heure actuelle. Il fallait donc mettre en place l'ensemble des conditions expérimentales permettant à la fois d'analyser le génome et le potentiel fonctionnel d'une sous-population blastique. Notre choix s'est alors porté sur un isolement de chacune des sous-populations leucémiques par cytométrie en flux, basé sur l'expression de marqueurs aberrants à la surface des cellules leucémiques (LAIP). Grâce à ce procédé, nous avons pu mettre en évidence des différences fonctionnelles en terme de prolifération/quiescence cellulaires et de potentiel clonogénique, ainsi que des différences génotypiques entre les différentes sous-populations leucémiques. Ces résultats, certes préliminaires, laissent envisager des découvertes passionnantes concernant la physiopathologie des leucémies aiguës myéloïdes, en particulier pour ce qui est du déclenchement d'un programme de différenciation lymphoïde en réponse à un blocage de la différenciation myéloïde.

Quant à l'étude des facteurs impliqués dans la dormance tumorale, nous nous sommes heurtés à des problèmes techniques. En effet, l'isolement de telles cellules restent difficile du fait de l'absence d'immunophénotype les caractérisant. Les premiers résultats semblent indiquer leur présence plus vraissemblable parmi les cellules n'exprimant pas de LAIP. Cependant, tout reste à faire dans ce domaine.

Les perspectives sont dans un premier temps d'augmenter le nombre d'échantillons analysés, de comparer les LAIP entre différents échantillons et d'analyser la valeur de chaque type de LAIP indépendamment, en particulier du CD7. Dans un second temps, il nous faudra rechercher la présence de cellules dormantes dans chacune des fractions par de nouveaux tests *in vitro* (test à l'Aldéfluor® à la recherche de cellules souches, test de chimiosensibilité) et par des tests *in vivo* en injectant chacune des fractions triées à un hôte murin. Enfin, si l'isolement de cellules leucémiques dormantes est possible, il nous faudra explorer les conditions dans lesquelles ces cellules expriment ou non un LAIP. Parallèlement à l'étude de cellules leucémiques dormantes, il nous faudra alors déterminer si l'expression d'un LAIP correspond ou non à un état de différenciation, lymphoïde par exemple, de la cellule initiatrice de la leucémie en réponse à un blocage de différenciation myéloïde.

Ce travail met en avant l'hétérogénéité à la fois phénotypique, génotypique et fonctionnelle de la population blastique dans les leucémies aiguës myéloïdes. Bien que les processus physiopathologiques soient différents d'une hémopathie maligne à une autre, il serait intéressant d'étudier, avec une approche similaire, les autres hémopathies malignes, et en particulier les leucémies aiguës lymphoïdes et les syndromes lymphoprolifératifs chroniques.

# Références

[1] WEISSMAN I, ANDERSON D, GAGE F. Stem and progenitor cells : origins, phenotypes, lineage commitments, and transdifferentiations. Annu Rev Cell Dev Biol. 2001;17 :387–403.

[2] BOSSARD N, VELTEN M, REMONTET L, BELOT A, MAAROUF N, BOUVIER A, et al. Survival of cancer patients in France : a population-based study from The Association of the French Cancer Registries (FRANCIM). Eur J Cancer. 2007;43(1) :149–60.

[3] SANDLER D, ROSS J. Epidemiology of acute leukemia in children and adults. Semin Oncol. 1997;24(1) :3–16.

[4] ADOLFSSON J, BORGE O, BRYDER D, THEILGAARD-MONCH K, ASTRAND-GRUNDSTROM I, SITNICKA E, et al. Upregulation of Flt3 expression within the bone marrow Lin(-)Sca1(+)c-kit(+) stem cell compartment is accompanied by loss of self-renewal capacity. Immunity. 2001;15(4) :659–69.

[5] KONDO M, WAGERS A, MANZ M, PROHASKA S, SCHERER D, BEILHACK G, et al. Biology of hematopoietic stem cells and progenitors : implications for clinical application. Annu Rev Immunol. 2003;21 :759–806.

[6] OGAWA M. Differentiation and proliferation of hematopoietic stem cells. Blood. 1993;81(11) :2844–53.

[7] CHRISTENSEN J, WEISSMAN I. Flk-2 is a marker in hematopoietic stem cell differentiation : a simple method to isolate long-term stem cells. Proc Natl Acad Sci U S A. 2001;98(25) :14541–6.

[8] AKASHI K, TRAVER D, MIYAMOTO T, WEISSMAN I. A clonogenic common myeloid progenitor that gives rise to all myeloid lineages. Nature. 2000;404(6774) :193–7.

[9] ARINOBU Y, IWASAKI H, GURISH M, MIZUNO S, SHIGEMATSU H, OZAWA H, et al. Developmental checkpoints of the basophil/mast cell lineages in adult murine hematopoiesis. Proc Natl Acad Sci U S A. 2005;102(50) :18105–10.

[10] IWASAKI H, MIZUNO S, ARINOBU Y, OZAWA H, MORI Y, SHIGEMATSU H, et al. The order of expression of transcription factors directs hierarchical specification of hematopoietic lineages. Genes Dev. 2006;20(21) :3010–21.

[11] CROSS M, HEYWORTH C, DEXTER T. How do stem cells decide what to do? Ciba Found Symp. 1997;204 :3–14; discussion 14–8.

[12] ENVER T, HEYWORTH C, DEXTER T. Do stem cells play dice? Blood. 1998;92(2) :348–51; discussion 352.

[13] RIEGER M, HOPPE P, SMEJKAL B, EITELHUBER A, SCHROEDER T. Hematopoietic cytokines can instruct lineage choice. Science. 2009;325(5937):217–8.

[14] NAKAHATA T, GROSS A, OGAWA M. A stochastic model of self-renewal and commitment to differentiation of the primitive hemopoietic stem cells in culture. J Cell Physiol. 1982;113(3):455–8.

[15] TILL J, MCCULLOCH E, SIMINOVITCH L. A stochastic model of stem cell proliferation, based on the growth of spleen colony-forming cells. Proc Natl Acad Sci U S A. 1964;51:29–36.

[16] KONDO M, SCHERER D, MIYAMOTO T, KING A, AKASHI K, SUGAMURA K, et al. Cell-fate conversion of lymphoid-committed progenitors by instructive actions of cytokines. Nature. 2000;407(6802):383–6.

[17] ROBINSON B, QUESENBERRY P. Hematopoietic growth factors : overview and clinical applications, Part I. Am J Med Sci. 1990;300(3):163–70.

[18] HEYWORTH C, DEXTER T, KAN O, WHETTON A. The role of hemopoietic growth factors in self-renewal and differentiation of IL-3-dependent multipotential stem cells. Growth Factors. 1990;2(2-3):197–211.

[19] SILVA M, GRILLOT D, BENITO A, RICHARD C, NUNEZ G, FERNANDEZ-LUNA J. Erythropoietin can promote erythroid progenitor survival by repressing apoptosis through Bcl-XL and Bcl-2. Blood. 1996;88(5):1576–82.

[20] BATARD P, MONIER M, FORTUNEL N, DUCOS K, SANSILVESTRI-MOREL P, PHAN T, et al. TGF-(beta)1 maintains hematopoietic immaturity by a reversible negative control of cell cycle and induces CD34 antigen up-modulation. J Cell Sci. 2000;113(Pt 3):383–90.

[21] DUCOS K, PANTERNE B, FORTUNEL N, HATZFELD A, MONIER M, HATZFELD J. p21(cip1) mRNA is controlled by endogenous transforming growth factor-beta1 in quiescent human hematopoietic stem/progenitor cells. J Cell Physiol. 2000;184(1):80–5.

[22] ANTONCHUK J, SAUVAGEAU G, HUMPHRIES R. HOXB4 overexpression mediates very rapid stem cell regeneration and competitive hematopoietic repopulation. Exp Hematol. 2001;29(9):1125–34.

[23] NICHOGIANNOPOULOU A, TREVISAN M, NEBEN S, FRIEDRICH C, GEORGOPOULOS K. Defects in hemopoietic stem cell activity in Ikaros mutant mice. J Exp Med. 1999;190(9):1201–14.

[24] KARANU F, MURDOCH B, GALLACHER L, WU D, KOREMOTO M, SAKANO S, et al. The notch ligand jagged-1 represents a novel growth factor of human hematopoietic stem cells. J Exp Med. 2000;192(9):1365–72.

[25] KLEMSZ M, MCKERCHER S, CELADA A, VAN BEVEREN C, MAKI R. The macrophage and B cell-specific transcription factor PU.1 is related to the ets oncogene. Cell. 1990;61(1):113–24.

[26] HU M, KRAUSE D, GREAVES M, SHARKIS S, DEXTER M, HEYWORTH C, et al. Multilineage gene expression precedes commitment in the hemopoietic system. Genes Dev. 1997;11(6):774–85.

[27] ROTHENBERG E. Stepwise specification of lymphocyte developmental lineages. Curr Opin Genet Dev. 2000;10(4):370–9.

[28] DAHL R, WALSH J, LANCKI D, LASLO P, IYER S, SINGH H, et al. Regulation of macrophage and neutrophil cell fates by the PU.1:C/EBPalpha ratio and granulocyte colony-stimulating factor. Nat Immunol. 2003;4(10):1029–36.

[29] RADOMSKA H, HUETTNER C, ZHANG P, CHENG T, SCADDEN D, TENEN D. CCAAT/enhancer binding protein alpha is a regulatory switch sufficient for induction of granulocytic development from bipotential myeloid progenitors. Mol Cell Biol. 1998;18(7):4301–14.

[30] ZHANG P, IWASAKI-ARAI J, IWASAKI H, FENYUS M, DAYARAM T, OWENS B, et al. Enhancement of hematopoietic stem cell repopulating capacity and self-renewal in the absence of the transcription factor C/EBP alpha. Immunity. 2004;21(6):853–63.

[31] D'ALO' F, JOHANSEN L, NELSON E, RADOMSKA H, EVANS E, ZHANG P, et al. The amino terminal and E2F interaction domains are critical for C/EBP alpha-mediated induction of granulopoietic development of hematopoietic cells. Blood. 2003;102(9):3163–71.

[32] WANG H, IAKOVA P, WILDE M, WELM A, GOODE T, ROESLER W, et al. C/EBPalpha arrests cell proliferation through direct inhibition of Cdk2 and Cdk4. Mol Cell. 2001;8(4):817–28.

[33] MULLER C, CALKHOVEN C, SHA X, LEUTZ A. The CCAAT enhancer-binding protein alpha (C/EBPalpha) requires a SWI/SNF complex for proliferation arrest. J Biol Chem. 2004;279(8):7353–8.

[34] TAMURA T, NAGAMURA-INOUE T, SHMELTZER Z, KUWATA T, OZATO K. ICSBP directs bipotential myeloid progenitor cells to differentiate into mature macrophages. Immunity. 2000;13(2):155–65.

[35] HUANG G, ZHANG P, HIRAI H, ELF S, YAN X, CHEN Z, et al. PU.1 is a major downstream target of AML1 (RUNX1) in adult mouse hematopoiesis. Nat Genet. 2008;40(1):51–60.

[36] FRIEDMAN A. C/EBPalpha induces PU.1 and interacts with AP-1 and NF-kappaB to regulate myeloid development. Blood Cells Mol Dis. 2007;39(3):340–3.

[37] IIDA S, WATANABE-FUKUNAGA R, NAGATA S, FUKUNAGA R. Essential role of C/EBPalpha in G-CSF-induced transcriptional activation and chromatin modification of myeloid-specific genes. Genes Cells. 2008;13(4):313–27.

[38] FAZI F, ROSA A, FATICA A, GELMETTI V, DE MARCHIS M, NERVI C, et al. A minicircuitry comprised of microRNA-223 and transcription factors NFI-A and C/EBPalpha regulates human granulopoiesis. Cell. 2005;123(5):819–31.

[39] CALKHOVEN C, MULLER C, LEUTZ A. Translational control of gene expression and disease. Trends Mol Med. 2002;8(12):577–83.

[40] PABST T, MUELLER B, ZHANG P, RADOMSKA H, NARRAVULA S, SCHNITTGER S, et al. Dominant-negative mutations of CEBPA, encoding CCAAT/enhancer binding protein-alpha (C/EBPalpha), in acute myeloid leukemia. Nat Genet. 2001;27(3):263–70.

[41] CALKHOVEN C, MULLER C, LEUTZ A. Translational control of C/EBPalpha and C/EBPbeta isoform expression. Genes Dev. 2000;14(15):1920–32.

[42] ZHANG P, BEHRE G, PAN J, IWAMA A, WARA-ASWAPATI N, RADOMSKA H, et al. Negative cross-talk between hematopoietic regulators : GATA proteins repress PU.1. Proc Natl Acad Sci U S A. 1999;96(15):8705–10.

[43] GILLILAND D. Hematologic malignancies. Curr Opin Hematol. 2001;8(4):189–91.

[44] DICK J. Stem cell concepts renew cancer research. Blood. 2008;112(13):4793–807.

[45] LAPIDOT T, SIRARD C, VORMOOR J, MURDOCH B, HOANG T, CACERES-CORTES J, et al. A cell initiating human acute myeloid leukaemia after transplantation into SCID mice. Nature. 1994;367(6464):645–8.

[46] PASSEGUE E, JAMIESON C, AILLES L, WEISSMAN I. Normal and leukemic hematopoiesis : are leukemias a stem cell disorder or a reacquisition of stem cell characteristics? Proc Natl Acad Sci U S A. 2003;100(Suppl 1):11842–9.

[47] REYA T, MORRISON S, CLARKE M, WEISSMAN I. Stem cells, cancer, and cancer stem cells. Nature. 2001;414(6859):105–11.

[48] HART S, FORONI L. Core binding factor genes and human leukemia. Haematologica. 2002;87(12):1307–23.

[49] KITABAYASHI I, YOKOYAMA A, SHIMIZU K, OHKI M. Interaction and functional cooperation of the leukemia-associated factors AML1 and p300 in myeloid cell differentiation. EMBO J. 1998;17(11):2994–3004.

[50] CHEN H, LIN R, SCHILTZ R, CHAKRAVARTI D, NASH A, NAGY L, et al. Nuclear receptor coactivator ACTR is a novel histone acetyltransferase and forms a multimeric activation complex with P/CAF and CBP/p300. Cell. 1997;90(3):569–80.

[51] OGRYZKO V, SCHILTZ R, RUSSANOVA V, HOWARD B, NAKATANI Y. The transcriptional coactivators p300 and CBP are histone acetyltransferases. Cell. 1996;87(5):953–9.

[52] CASTILLA L, WIJMENGA C, WANG Q, STACY T, SPECK N, ECKHAUS M, et al. Failure of embryonic hematopoiesis and lethal hemorrhages in mouse embryos heterozygous for a knocked-in leukemia gene CBFB-MYH11. Cell. 1996;87(4):687–96.

[53] ADYA N, STACY T, SPECK N, LIU P. The leukemic protein core binding factor beta (CBFbeta)-smooth-muscle myosin heavy chain sequesters CBFalpha2 into cytoskeletal filaments and aggregates. Mol Cell Biol. 1998;18(12):7432–43.

[54] WIJMENGA C, GREGORY P, HAJRA A, SCHROCK E, RIED T, EILS R, et al. Core binding factor beta-smooth muscle myosin heavy chain chimeric protein involved in acute myeloid leukemia forms unusual nuclear rod-like structures in transformed NIH 3T3 cells. Proc Natl Acad Sci U S A. 1996;93(4):1630–5.

[55] LUTTERBACH B, HOU Y, DURST K, HIEBERT S. The inv(16) encodes an acute myeloid leukemia 1 transcriptional corepressor. Proc Natl Acad Sci U S A. 1999;96(22):12822–7.

[56] DURST K, LUTTERBACH B, KUMMALUE T, FRIEDMAN A, HIEBERT S. The inv(16) fusion protein associates with corepressors via a smooth muscle myosin heavy-chain domain. Mol Cell Biol. 2003;23(2):607–19.

[57] ALLAND L, MUHLE R, HOU HJ, POTES J, CHIN L, SCHREIBER-AGUS N, et al. Role for N-CoR and histone deacetylase in Sin3-mediated transcriptional repression. Nature. 1997;387(6628):49–55.

[58] HEINZEL T, LAVINSKY R, MULLEN T, SODERSTROM M, LAHERTY C, TORCHIA J, et al. A complex containing N-CoR, mSin3 and histone deacetylase mediates transcriptional repression. Nature. 1997;387(6628):43–8.

[59] HUANG G, SHIGESADA K, WEE H, LIU P, OSATO M, ITO Y. Molecular basis for a dominant inactivation of RUNX1/AML1 by the leukemogenic inversion 16 chimera. Blood. 2004;103(8):3200–7.

[60] AMANN J, NIP J, STROM D, LUTTERBACH B, HARADA H, LENNY N, et al. ETO, a target of t(8;21) in acute leukemia, makes distinct contacts with multiple histone deacetylases and binds mSin3A through its oligomerization domain. Mol Cell Biol. 2001;21(19):6470–83.

[61] HELBLING D, MUELLER B, TIMCHENKO N, SCHARDT J, EYER M, BETTS D, et al. CBFB-SMMHC is correlated with increased calreticulin expression and suppresses the granulocytic differentiation factor CEBPA in AML with inv(16). Blood. 2005;106(4):1369–75.

[62] PABST T, MUELLER B, HARAKAWA N, SCHOCH C, HAFERLACH T, BEHRE G, et al. AML1-ETO downregulates the granulocytic differentiation factor C/EBPalpha in t(8;21) myeloid leukemia. Nat Med. 2001;7(4) :444–51.

[63] NERLOV C. C/EBPalpha mutations in acute myeloid leukaemias. Nat Rev Cancer. 2004;4(5) :394–400.

[64] BERNIER M, MASSY M, DELEEUW N, BRON D, DEBUSSCHER L, STRYCKMANS P. Immunological definition of acute minimally differentiated myeloid leukemia (MO) and acute undifferentiated leukemia (AUL). Leuk Lymphoma. 1995;18(Suppl 1) :13–7.

[65] VARDIMAN J, THIELE J, ARBER D, BRUNNING R, BOROWITZ M, PORWIT A, et al. The 2008 revision of the World Health Organization (WHO) classification of myeloid neoplasms and acute leukemia : rationale and important changes. Blood. 2009;114(5) :937–51.

[66] BENNETT J, CATOVSKY D, DANIEL M, FLANDRIN G, GALTON D, GRALNICK H, et al. Proposals for the classification of the acute leukaemias. French-American-British (FAB) co-operative group. Br J Haematol. 1976;33(4) :451–8.

[67] BENNETT J, CATOVSKY D, DANIEL M, FLANDRIN G, GALTON D, GRALNICK H, et al. Proposed revised criteria for the classification of acute myeloid leukemia. A report of the French-American-British Cooperative Group. Ann Intern Med. 1985;103(4) :620–5.

[68] GREENWOOD M, SEFTEL M, RICHARDSON C, BARBARIC D, BARNETT M, BRUYERE H, et al. Leukocyte count as a predictor of death during remission induction in acute myeloid leukemia. Leuk Lymphoma. 2006;47(7) :1245–52.

[69] BYRD J, MROZEK K, DODGE R, CARROLL A, EDWARDS C, ARTHUR D, et al. Pretreatment cytogenetic abnormalities are predictive of induction success, cumulative incidence of relapse, and overall survival in adult patients with de novo acute myeloid leukemia : results from Cancer and Leukemia Group B (CALGB 8461). Blood. 2002;100(13) :4325–36.

[70] GRIMWADE D, WALKER H, HARRISON G, OLIVER F, CHATTERS S, HARRISON C, et al. The predictive value of hierarchical cytogenetic classification in older adults with acute myeloid leukemia (AML) : analysis of 1065 patients entered into the United Kingdom Medical Research Council AML11 trial. Blood. 2001;98(5) :1312–20.

[71] ADVANI A. FLT3 and acute myelogenous leukemia : biology, clinical significance and therapeutic applications. Curr Pharm Des. 2005;11(26) :3449–57.

[72] FALINI B, MECUCCI C, TIACCI E, ALCALAY M, ROSATI R, PASQUALUCCI L, et al. Cytoplasmic nucleophosmin in acute myelogenous leukemia with a normal karyotype. N Engl J Med. 2005;352(3) :254–66.

[73] RAU R, BROWN P. Nucleophosmin (NPM1) mutations in adult and childhood acute myeloid leukaemia : towards definition of a new leukaemia entity. Hematol Oncol. 2009;[en ligne] 2009 Jul 1 :http ://www3.interscience.wiley.com/journal/122474269/abstract (Consulte le 9 juillet 2009).

[74] SCHNITTGER S, SCHOCH C, KERN W, MECUCCI C, TSCHULIK C, MARTELLI M, et al. Nucleophosmin gene mutations are predictors of favorable prognosis in acute myelogenous leukemia with a normal karyotype. Blood. 2005;106(12) :3733–9.

[75] LEROY H, ROUMIER C, HUYGHE P, BIGGIO V, FENAUX P, PREUDHOMME C. CEBPA point mutations in hematological malignancies. Leukemia. 2005;19(3) :329–34.

[76] RENNEVILLE A, BOISSEL N, GACHARD N, NAGUIB D, BASTARD C, DE BOTTON S, et al. The favorable impact of CEBPA mutations in patients with acute myeloid leukemia is only observed in the absence of associated cytogenetic abnormalities and FLT3 internal duplication. Blood. 2009;113(21) :5090–3.

[77] MITTERBAUER-HOHENDANNER G, MANNHALTER C. The biological and clinical significance of MLL abnormalities in haematological malignancies. Eur J Clin Invest. 2004;34(Suppl 2) :12–24.

[78] RENNEVILLE A, BOISSEL N, ZURAWSKI V, LLOPIS L, BIGGIO V, NIBOUREL O, et al. Wilms tumor 1 gene mutations are associated with a higher risk of recurrence in young adults with acute myeloid leukemia : a Study From the Acute Leukemia French Association. Cancer. 2009;115(16) :3719–27.

[79] KERN W, HAFERLACH T, SCHOCH C, LOFFLER H, GASSMANN W, HEINECKE A, et al. Early blast clearance by remission induction therapy is a major independent prognostic factor for both achievement of complete remission and long-term outcome in acute myeloid leukemia : data from the German AML Cooperative Group (AMLCG) 1992 Trial. Blood. 2003;101(1) :64–70.

[80] ESTEY E, SHEN Y, THALL P. Effect of time to complete remission on subsequent survival and disease-free survival time in AML, RAEB-t, and RAEB. Blood. 2000;95(1) :72–7.

[81] WHEATLEY K, BURNETT A, GOLDSTONE A, GRAY R, HANN I, HARRISON C, et al. A simple, robust, validated and highly predictive index for the determination of risk-directed therapy in acute myeloid leukaemia derived from the MRC AML 10 trial. United Kingdom Medical Research Council's Adult and Childhood Leukaemia Working Parties. Br J Haematol. 1999;107(1) :69–79.

[82] DE LIMA M, STROM S, KEATING M, KANTARJIAN H, PIERCE S, O'BRIEN S, et al. Implications of potential cure in acute myelogenous leukemia : development of subsequent cancer and return to work. Blood. 1997;90(12) :4719–24.

[83] MAYER R, DAVIS R, SCHIFFER C, BERG D, POWELL B, SCHULMAN P, et al. Intensive postremission chemotherapy in adults with acute myeloid leukemia. Cancer and Leukemia Group B. N Engl J Med. 1994 ;331(14) :896–903.

[84] ZITTOUN R, MANDELLI F, WILLEMZE R, DE WITTE T, LABAR B, RESEGOTTI L, et al. EORTC-GIMEMA AML8 protocol. A phase III study on autologous bone-marrow transplantation in acute myelogenous leukemia (AML). Leuk Lymphoma. 1994 ;13(Suppl 1) :101.

[85] HAROUSSEAU J, CAHN J, PIGNON B, WITZ F, MILPIED N, DELAIN M, et al. Comparison of autologous bone marrow transplantation and intensive chemotherapy as postremission therapy in adult acute myeloid leukemia. The Groupe Ouest Est Leucemies Aigues Myeloblastiques (GOELAM). Blood. 1997 ;90(8) :2978–86.

[86] REIFFERS J, STOPPA A, ATTAL M, MICHALLET M, MARIT G, BLAISE D, et al. Allogeneic vs autologous stem cell transplantation vs chemotherapy in patients with acute myeloid leukemia in first remission : the BGMT 87 study. Leukemia. 1996 ;10(12) :1874–82.

[87] CHESON B, BENNETT J, KOPECKY K, BUCHNER T, WILLMAN C, ESTEY E, et al. Revised recommendations of the International Working Group for Diagnosis, Standardization of Response Criteria, Treatment Outcomes, and Reporting Standards for Therapeutic Trials in Acute Myeloid Leukemia. J Clin Oncol. 2003 ;21(24) :4642–9.

[88] KERN W, SCHOCH C, HAFERLACH T, SCHNITTGER S. Monitoring of minimal residual disease in acute myeloid leukemia. Crit Rev Oncol Hematol. 2005 ;56(2) :283–309.

[89] SCHNITTGER S, SCHOCH C. Quantitative PCR based minimal residual disease detection in core binding factor leukemias : prognostication and guiding of therapy. Leuk Res. 2006 ;30(6) :657–8.

[90] LEROY H, DE BOTTON S, GRARDEL-DUFLOS N, DARRE S, LELEU X, ROUMIER C, et al. Prognostic value of real-time quantitative PCR (RQ-PCR) in AML with t(8 ;21). Leukemia. 2005 ;19(3) :367–72.

[91] PEREA G, LASA A, AVENTIN A, DOMINGO A, VILLAMOR N, QUEIPO DE LLANO M, et al. Prognostic value of minimal residual disease (MRD) in acute myeloid leukemia (AML) with favorable cytogenetics [t(8 ;21) and inv(16)]. Leukemia. 2006 ;20(1) :87–94.

[92] SCHNITTGER S, KERN W, TSCHULIK C, WEISS T, DICKER F, FALINI B, et al. Minimal residual disease levels assessed by NPM1 mutation specific RQ-PCR provide important prognostic information in AML. Blood. 2009 ;[en ligne] 2009 Jul 8 :http ://bloodjournal.hematologylibrary.org/cgi/content/abstract/blood–2009–03–213389v1 (Consulte le 29 juillet 2009).

[93] WEISSER M, HAFERLACH C, HAFERLACH T, SCHNITTGER S. Feasibility of using the combined MDS-EVI1/EVI1 gene expression as an alternative molecular marker in acute myeloid leukemia : a report of four cases. Cancer Genet Cytogenet. 2007 ;177(1) :64–9.

[94] WEISSER M, KERN W, RAUHUT S, SCHOCH C, HIDDEMANN W, HAFERLACH T, et al. Prognostic impact of RT-PCR-based quantification of WT1 gene expression during MRD monitoring of acute myeloid leukemia. Leukemia. 2005 ;19(8) :1416–23.

[95] BURMEISTER T, MARSCHALEK R, SCHNEIDER B, MEYER C, GOKBUGET N, SCHWARTZ S, et al. Monitoring minimal residual disease by quantification of genomic chromosomal breakpoint sequences in acute leukemias with MLL aberrations. Leukemia. 2006 ;20(3) :451–7.

[96] BLAIR A, HOGGE D, AILLES L, LANSDORP P, SUTHERLAND H. Lack of expression of Thy-1 (CD90) on acute myeloid leukemia cells with long-term proliferative ability in vitro and in vivo. Blood. 1997 ;89(9) :3104–12.

[97] HOSEN N, PARK C, TATSUMI N, OJI Y, SUGIYAMA H, GRAMATZKI M, et al. CD96 is a leukemic stem cell-specific marker in human acute myeloid leukemia. Proc Natl Acad Sci U S A. 2007 ;104(26) :11008–13.

[98] JORDAN C, UPCHURCH D, SZILVASSY S, GUZMAN M, HOWARD D, PETTIGREW A, et al. The interleukin-3 receptor alpha chain is a unique marker for human acute myelogenous leukemia stem cells. Leukemia. 2000 ;14(10) :1777–84.

[99] BONNET D, DICK J. Human acute myeloid leukemia is organized as a hierarchy that originates from a primitive hematopoietic cell. Nat Med. 1997 ;3(7) :730–7.

[100] VAN RHENEN A, VAN DONGEN G, KELDER A, ROMBOUTS E, FELLER N, MOSHAVER B, et al. The novel AML stem cell associated antigen CLL-1 aids in discrimination between normal and leukemic stem cells. Blood. 2007 ;110(7) :2659–66.

[101] SAN-MIGUEL J, VIDRIALES M, ORFAO A. Immunological evaluation of minimal residual disease (MRD) in acute myeloid leukaemia (AML). Best Pract Res Clin Haematol. 2002 ;15(1) :105–18.

[102] OELSCHLAGEL U, NOWAK R, SCHAUB A, KOPPEL C, HERBST R, MOHR B, et al. Shift of aberrant antigen expression at relapse or at treatment failure in acute leukemia. Cytometry. 2000 ;42(4) :247–53.

[103] VOSKOVA D, SCHOCH C, SCHNITTGER S, HIDDEMANN W, HAFERLACH T, KERN W. Stability of leukemia-associated aberrant immunophenotypes in patients with acute myeloid leukemia between diagnosis and relapse : comparison with cytomorphologic, cytogenetic, and molecular genetic findings. Cytometry B Clin Cytom. 2004 ;62(1) :25–38.

[104] DAVIS T, MALONEY D, CZERWINSKI D, LILES T, LEVY R. Anti-idiotype antibodies can induce long-term complete remissions in non-Hodgkin's lymphoma without eradicating the malignant clone. Blood. 1998;92(4) :1184–90.

[105] BHATIA R, HOLTZ M, NIU N, GRAY R, SNYDER D, SAWYERS C, et al. Persistence of malignant hematopoietic progenitors in chronic myelogenous leukemia patients in complete cytogenetic remission following imatinib mesylate treatment. Blood. 2003;101(12) :4701–7.

[106] UHR J, TUCKER T, MAY R, SIU H, VITETTA E. Cancer dormancy : studies of the murine BCL1 lymphoma. Cancer Res. 1991;51(18 Suppl) :5045s–53s.

[107] UHR J, MARCHES R. Dormancy in a model of murine B cell lymphoma. Semin Cancer Biol. 2001;11(4) :277–83.

[108] FARRAR J, KATZ K, WINDSOR J, THRUSH G, SCHEUERMANN R, UHR J, et al. Cancer dormancy. VII. A regulatory role for CD8+ T cells and IFN-gamma in establishing and maintaining the tumor-dormant state. J Immunol. 1999;162(5) :2842–9.

[109] IHLE J. Biochemical and biological properties of interleukin-3 : a lymphokine mediating the differentiation of a lineage of cells that includes prothymocytes and mastlike cells. Contemp Top Mol Immunol. 1985;10 :93–119.

[110] HAMDANE M, DAVID-CORDONNIER M, D'HALLUIN J. Activation of p65 NF-kappaB protein by p210BCR-ABL in a myeloid cell line (P210BCR-ABL activates p65 NF-kappaB). Oncogene. 1997;15(19) :2267–75.

[111] VEREECQUE R, BUFFENOIR G, GONZALEZ R, PREUDHOMME C, FENAUX P, QUESNEL B. A new murine aggressive leukemic model. Leuk Res. 1999;23(4) :415–6.

[112] SAUDEMONT A, QUESNEL B. In a model of tumor dormancy, long-term persistent leukemic cells have increased B7-H1 and B7.1 expression and resist CTL-mediated lysis. Blood. 2004;104(7) :2124–33.

[113] TRAPANI J. Tumor-mediated apoptosis of cancer-specific T lymphocytes–reversing the "kiss of death" ? Cancer Cell. 2002;2(3) :169–71.

[114] DONG H, CHEN L. B7-H1 pathway and its role in the evasion of tumor immunity. J Mol Med. 2003;81(5) :281–7.

[115] SAUDEMONT A, HAMROUNI A, MARCHETTI P, LIU J, JOUY N, HETUIN D, et al. Dormant tumor cells develop cross-resistance to apoptosis induced by CTLs or imatinib mesylate via methylation of suppressor of cytokine signaling 1. Cancer Res. 2007;67(9) :4491–8.

[116] KHOURY H, DALAL B, NEVILL T, HORSMAN D, BARNETT M, SHEPHERD J, et al. Acute myelogenous leukemia with t(8;21)–identification of a specific immunophenotype. Leuk Lymphoma. 2003;44(10) :1713–8.

[117] CHEN S, LI C, CHUANG S, TZENG C, HSIEH Y, LEE P, et al. Aberrant co-expression of CD19 and CD56 as surrogate markers of acute myeloid leukemias with t(8;21) in Taiwan. Int J Lab Hematol. 2008;30(2) :133–8.

[118] WOUTERS B, JORDA M, KEESHAN K, LOUWERS I, ERPELINCK-VERSCHUEREN C, TIELEMANS D, et al. Distinct gene expression profiles of acute myeloid/T-lymphoid leukemia with silenced CEBPA and mutations in NOTCH1. Blood. 2007;110(10) :3706–14.

[119] LIN L, CHEN C, LIN D, TSAY W, TANG J, YEH Y, et al. Characterization of CEBPA mutations in acute myeloid leukemia : most patients with CEBPA mutations have biallelic mutations and show a distinct immunophenotype of the leukemic cells. Clin Cancer Res. 2005;11(4) :1372–9.

[120] OGATA K, YOKOSE N, SHIOI Y, ISHIDA Y, TOMIYAMA J, HAMAGUCHI H, et al. Reappraisal of the clinical significance of CD7 expression in association with cytogenetics in de novo acute myeloid leukaemia. Br J Haematol. 2001;115(3) :612–5.

[121] SHI J, SHAO Z, LIU H, JIA H, SUN J, BAI J, et al. [Study on the Characteristics of cell cycle and proliferation of CD34+ hematopoietic stem cells in myelodysplastic syndromes.]. Zhonghua Xue Ye Xue Za Zhi. 2004;25(11) :641–4.

[122] ALBANO F, SPECCHIA G, ANELLI L, ZAGARIA A, ARCHIDIACONO N, LISO V, et al. Molecular cytogenetic findings supporting the evidence of a biclonal origin in acute myeloid leukemia. Ann Hematol. 2006;85(2) :129–31.

[123] TSURUSAWA M, ITO M, ZHA Z, KAWAI S, TAKASAKI Y, FUJIMOTO T. Cell-cycle-associated expressions of proliferating cell nuclear antigen and Ki-67 reactive antigen of bone marrow blast cells in childhood acute leukemia. Leukemia. 1992;6(7) :669–74.

[124] ITO M, TSURUSAWA M, ZHA Z, KAWAI S, TAKASAKI Y, FUJIMOTO T. Cell proliferation in childhood acute leukemia. Comparison of Ki-67 and proliferating cell nuclear antigen immunocytochemical and DNA flow cytometric analysis. Cancer. 1992;69(8) :2176–82.

[125] OLARU D, CAMPOS L, FLANDRIN P, NADAL N, DUVAL A, CHAUTARD S, et al. Multiparametric analysis of normal and postchemotherapy bone marrow : Implication for the detection of leukemia-associated immunophenotypes. Cytometry B Clin Cytom. 2008;74(1) :17–24.

[126] MILLER J, HOCKING A, BROWN J, MOON R. Mechanism and function of signal transduction by the Wnt/beta-catenin and Wnt/Ca2+ pathways. Oncogene. 1999;18(55) :7860–72.

[127] NELSON W, NUSSE R. Convergence of Wnt, beta-catenin, and cadherin pathways. Science. 2004;303(5663) :1483–7.

[128] SCOTT E, SIMON M, ANASTASI J, SINGH H. Requirement of transcription factor PU.1 in the development of multiple hematopoietic lineages. Science. 1994;265(5178):1573–7.

[129] DEKOTER R, LEE H, SINGH H. PU.1 regulates expression of the interleukin-7 receptor in lymphoid progenitors. Immunity. 2002;16(2):297–309.

[130] ANDERSON M, WEISS A, HERNANDEZ-HOYOS G, DIONNE C, ROTHENBERG E. Constitutive expression of PU.1 in fetal hematopoietic progenitors blocks T cell development at the pro-T cell stage. Immunity. 2002;16(2):285–96.

# Annexes

## Annexe 1 : Panels d'anticorps proposés par le STIC

| FITC | PE | PC5 | PC7 |
|------|------|------|------|
| CD14 | CD11b | CD16 | CD45 |
| CD64 | CD10 | CD24 | CD45 |
| CD15 | CD13 | CD33 | CD45 |
| CD34 | CD117 | CD33 | CD45 |
| CD7 | CD117 | CD33 | CD45 |
| CD15 | CD33 | CD34 | CD45 |
| CD34 | CD13 | CD33 | CD45 |
| CD65 | CD14 | CD34 | CD45 |
| CD65 | CD117 | CD34 | CD45 |
| CD11b | CD117 | CD34 | CD45 |
| CD38 | CD19 | CD34 | CD45 |
| CD56 | CD4 | CD34 | CD45 |
| HLA DR | CD33 | CD34 | CD45 |
| CD36 | CD2 | CD33 | CD45 |
| CD15 | CD13 | CD34 | CD45 |
| CD38 | CD10 | CD19 | CD45 |
| MPO | CD79a | CD3c | CD45 |

| FITC | PE | ECD | PC5 | PC7 |
|------|------|------|------|------|
| CD71 | CD14 | CD45 | CD11b | CD16 |
| CD64 | CD10 | CD45 | CD24 | CD34 |
| CD15 | CD13 | CD45 | CD33 | CD34 |
| CD7 | CD117 | CD45 | CD33 | CD34 |
| CD65 | CD117 | CD45 | CD11b | CD34 |
| CD38 | CD10 | CD45 | CD19 | CD34 |
| CD56 | CD4 | CD45 | CD19 | CD34 |
| CD7 | HLA DR | CD45 | CD33 | CD34 |
| CD36 | CD2 | CD45 | CD33 | CD34 |
| MPO | CD13c | CD45 | CD79a | CD34 |

TABLE 7: Panels d'anticorps (4 et 5 couleurs) proposés par le STIC

Ces deux panels d'anticorps monoclonaux (4 couleurs à gauche et 5 couleurs à droite) ont été proposés dans le cadre du STIC 2006 visant à étudier la maladie résiduelle dans les LAM par des méthodes immunophénotypiques.

## Annexe 2 : Identification des différentes fractions triées

| UPN | UPN1 | UPN2 | UPN3 | UPN4a | UPN4b | UPN5 | UPN6 | UPN7 | UPN8a | UPN8b | UPN9 | UPN10 |
|---|---|---|---|---|---|---|---|---|---|---|---|---|
| Marquage (FITC-PE-PC5-PCT-APC) | 7 117 34 2 3 | 7 117 34 56 3 | Ki67 117 19 34 3 | 65 117 34 - 3 | 65 117 - 34 3 | 7 117 19 34 3 | 3 117 34 56 - | 7 117 34 2 3 | 7 117 34 2 - | 7 117 34 2 - | 7 117 34 2 - | 3 117 34 7 - |
| LAIP1 | 2+/7+ (22,9%) | 56+ (74,3%) | 19+ (7,01%) | 65+ (10,8%) | 65+ (0,14%) | 19+/7+ (22,9%) | 56+ (88,4%) | 2+/7+ (17,3%) | 2+/7+ (30,3%) | 2+/7+ (61%) | 2+/7+ (6,91%) | 7+ (25%) |
| LAIP2 | 2+/7- (3,59%) | | | | | 19-/7+ (18,5%) | | 2+/7- (20,7%) | 2+/7- (58,3%) | 2+/7- (5,34%) | 2+/7- (13,1%) | 7+ fort (9,2%) |
| LAIP3 | 2-/7+ (2,35%) | | | | | | | 2-/7+ (11,1%) | 2-/7+ (0,75%) | 2-/7+ (15,8%) | 2-/7+ (9,53%) | |
| Non LAIP | 2-/7- (1,04%) | 56- (7,78%) | 19- (41,4%) | 65- (66,1%) | 65- (0,66%) | 19-/7- (31%) | 56- (1,1%) | 2-/7- (24,1%) | 2-/7- (1,92%) | 2-/7- (3,78%) | 2-/7- (25,6%) | 7- (15,2%) |
| CD34+ | oui (49,2%) | oui (82,2%) | non (48,5%) | non (82,4%) | non (0,97%) | oui (83,8%) | oui (89,5%) | oui (73,2%) | oui (91,5%) | oui (85,9%) | oui (55,2%) | oui (50,7%) |
| Ly | oui (5,94%) | oui (5,18%) | oui (5,91%) | oui (4,46%) | oui (7,78%) | oui (2,44%) | oui (4,98%) | oui (9,68%) | oui (2,65%) | oui (4,42%) | oui (6,44%) | oui (10,8%) |

TABLE 8: Identification des différentes fractions triées

La première ligne du tableau rappelle les conditions de marquage cellulaire utilisées pour la réalisation du tri de chacun des échantillons. Chaque fraction triée est identifiée et le pourcentage de cellules dans chacune des fractions par rapport aux cellules totales est précisé.

VU, le Président de Thèse




VU, le Doyen de la Faculté




VU et permis d'imprimer
en référence à la délibération
du Conseil d'Université
en date du 14 Décembre 1973

Pour la Présidente
de l'Université de CAEN et P.O

Le Doyen

TITRE DE LA THESE :

Etude de la dormance tumorale dans les leucémies aiguës myéloïdes : caractérisation phénotypique et génotypique des cellules leucémiques et étude des facteurs impliqués dans la dormance tumorale

RESUME :

Lors du diagnostic de leucémie aiguë myéloblastique (LAM), la population de cellules leucémiques n'est pas homogène mais présente des variations phénotypiques permettant de définir des sous-populations. Ces sous-populations peuvent alors évoluer et réagir différemment vis à vis de l'hôte et/ou du traitement. Ces variations phénotypiques observées en cytométrie en flux sur les cellules de LAM au diagnostic permettent de définir des combinaisons de marqueurs de surface spécifiques des cellules leucémiques, les LAIP (Leukemia-associated Aberrant ImmunoPhenotype). Ceux-ci vont permettre de détecter la maladie résiduelle sur la mœlle osseuse des patients en rémission complète. Ces techniques, développées initialement pour quantifier la maladie résiduelle chez des patients dépourvus de marqueurs moléculaires informatifs, sont maintenant utilisées en quasi-routine dans le suivi des leucémies aiguës lymphoïdes. Les résultats montrent que certains patients présentent plusieurs LAIP au diagnostic, mais qu'en situation de maladie résiduelle, seuls deux ou trois restent détectables. Cette détection en cytométrie en flux de cellules leucémiques résiduelles offre l'opportunité d'isoler des cellules tumorales dormantes humaines. En effet, l'isolement de cellules dormantes dans d'autres pathologies néoplasiques se révèle extrêmement difficile, du fait de leur rareté, de l'absence de marqueurs, ou de l'inaccessibilité des sites anatomiques. L'étude des LAM pourrait ainsi constituer un premier modèle d'étude clinique de la dormance tumorale humaine. L'objectif de ce travail est d'individualiser et de caractériser ces différentes sous-populations blastiques et de déterminer leur profil phénotypique et génotypique (variations génomiques et/ou fonctionnelles) et leur implication dans le phénomène de dormance tumorale. Ainsi, chacune des sous-populations définies phénotypiquement grâce aux LAIP est triée par cytométrie en flux. Chaque sous-population est alors analysée sur le plan génomique par hybridation génomique comparative (CGH array) afin de déterminer si des variations génomiques sont à l'origine des différences immunophénotypiques observées (LAIP). Sur le plan fonctionnel, l'étude du cycle cellulaire (avec détermination de la phase G0) détermine la proportion de cellules proliférantes et quiescentes dans chacune des sous-populations. Enfin, l'étude de la clonogénicité en méthylcellulose identifie les sous-populations susceptibles de reconstituer la leucémie motivant ainsi dans un deuxième temps la réalisation d'études *in vivo* sur modèles murins.

MOTS CLES :

Leucémie Aiguë Myéloïde ; Immunophénomarquage ; Cytométrie de flux ; Hybridation Génomique Comparative ; Variabilité - Aspects Moléculaires ; Cellules Souches Hématopoïétiques ; Cellules - Différenciation

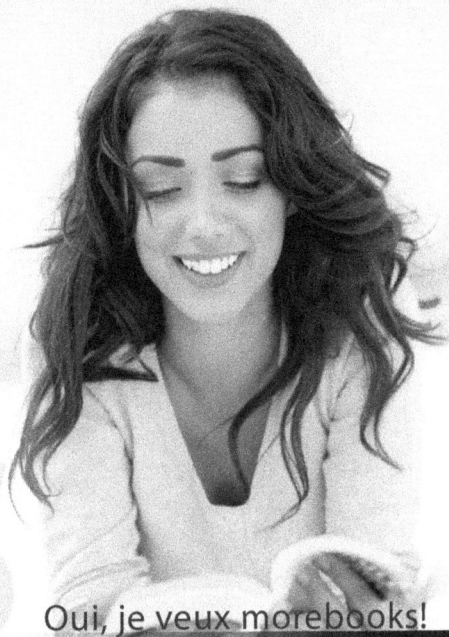